춤, 건강을 지키는 예술이다

춤,
건강을 지키는
예술이다

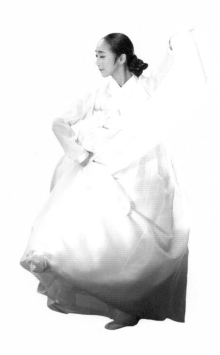

내 삶에서 춤은…

5살 때 처음 춤을 접한 나는 지금도 춤과 함께한다. 나에게 있어 춤은 즐거움과 기쁨이었지만 아픔과 절망이기도 했다. 춤을 통해 희로애락을 경험하면서 내 삶에서 춤이 더 소중하게 되었다. 모든 것이 그렇듯 다 좋은 것도 없고 다 나쁜 것도 없다. 내 인생에서는 춤이 그렇다.

춤이 좋아 시작한 입시 준비생에게 2번의 수술과 6개월간의 목발 생활은 꿈을 빼앗아 갔다. 단 한 번의 고민도 없이 전공을 선택하였고 다른 길은 생각해본 적이 없었기에 그 슬픔은 더 컸다. 다시 춤출 수 있기만을 간절히 바라고 또 바랐다. 간절히 바라면 이루어진다고 했던가? 계속된 정기 검사를 거쳐 아프면 그만둔다는 조건부 허락을 받으며 다시 무용을 시작할 수 있었다.

이러한 시간을 통해 어떻게 움직여야 아프지 않고 춤을 출 수 있는지에 대해 늘 고민했다. 그러다 고통에서 벗어나 건강한 몸으로 춤출 수 있게 되면서 어떤 부분이 춤을 출 때 몸을 회복시키고 건강을 줄 수 있는지에 대해서도 생각하게 되었다. 춤에 대한 생각이 변했고 더 이상 춤을 예술로만 바라보지 못하게 되었다. 아무리 좋아하는 춤도 아프면 출 수 없다는 사실을 너무 일찍부터 경험했기 때문이다.

  아픔을 통해 깨달은 춤의 상념들을 나와 함께 춤추는 사람들에게도 전해주니 긍정적 효과가 나타났다. 그러나 새롭게 터득한 춤추는 방법을 사람들에게 함부로 이야기할 수 없었다. 단지 내가 하는 것이기에 좋다고 말할 수 있을지도 모른다는 생각이 들었기 때문이다. 우물 안 개구리처럼 말이다. 그럴수록 궁금증도 커졌고 명확히 알고 싶던 것이 더 많아졌던 시기에 다시 시작된 공부는 증폭제 역할을 했다. 의문점에 대한 실마리가 풀려가면서 춤추는 방법에 대해 더 깊이 생각하게 되었다. 왜 춤을 추면 건강해지는지에 대한 고민과 함께 춤을 출 때 사용하는 몸을 일상에 적용한다면 더 건강한 생활을 할 수 있다는 생각도 하게 되었다.

몸의 움직임에 더 집중하게 되고 움직임에 대해서도 끊임없이 연구하였다. 그래서 춤 속에 왜 건강이 있는지를 많은 사람에게 전달하고 싶은 욕구가 생겼다. 우리가 춤을 추면 왜 건강해지는지? 여기서 말하는 춤이 무엇인지? 춤의 어떤 부분이 우리 신체를 건강하게 만드는지? 춤을 통해 몸의 어떤 부분이 강화되어 더 긍정적인 삶을 만들 수 있는지에 관해 이야기하려고 한다. 그리고 이러한 춤을 통해 건강을 찾은 사람들의 이야기도 함께한다.

  춤은 예술이다. 이것을 부정하는 사람은 없다. 하지만 춤은 예술에만 머무는 것이 아니라 더 나아가 건강도 강화한다. 음악을 들으며 그 감정을 오롯이 표현하던 춤에서 유기적인 신체의 움직임을 깨달음으로써 훨씬 더 편안한 춤을 추게 되었다. 이러한 자연스러운 움직임에서 표현되는 춤을 통해 몸에 긍정적인 변화가 생겨 아프지 않고 춤출 수 있어 행복하다. 또, 나와 함께 춤추며 건강을 찾아가는 사람들을 보면서 보람도 느낀다.

그래서 자연스러운 몸의 움직임으로 표현되는 춤을 통해 건강과 즐거움을 공유하고자 하는 열망으로 이 글을 쓰게 되었다. 하고 싶은 것을 할 수 없었던 암울함에서 좋아하는 것을 할 수 있다는 감사함, 그리고 함께 나눌 수 있는 사람들이 있다는 행복함에서 작은 용기가 생겼다. 이렇게 춤을 추게 된 시간 속에서 알아낸 정보들을 이 책을 통해 소개하고자 한다.

간절함에서 새로운 방법을 찾았고 춤을 통해 건강과 행복을 찾은 것은 어쩌면 나만의 일이 아니라고 생각했다. 춤을 좋아하지만 몸이 아파서 출 수 없는 사람들에게도 그들만의 새로운 돌파구가 있을 수 있다. 여기서 말하는 방법이 아닐지라도 춤추는 모든 사람이 자신만의 방법으로 좋아하는 춤을 오랫동안 출 수 있기를 바라며 이 책이 조금이나마 도움이 되었으면 한다.

# Contents

## PART 3 / 전인 건강(holistic health)을 느끼기 위한 행동

## PART 4 / 춤이 건강을 주다

# Contents

## PART 6 / 춤을 통해 건강을 찾은 사람들

PART 1

춤에 대한 시선

춤은 예술이다. 이것을 부정하는 사람은 없다. 춤을 추며 고통이 없었다면 춤에 대한 다른 생각도 하지 못했을 것이다. 춤에 대한 상념(想念)들로 내가 바라보는 춤의 세계가 변화하고 있다.

# 예술로만 바라보지 못하는 춤

춤을 추며 보낸 행복한 시간과 함께 다시는 춤을 못 추게 될지도 모르는 위기의 순간도 많았다. 그래도 포기하고 싶지 않았기에 춤을 추었다. 한편으로는 걱정도 되었지만 좋아하는 춤을 지속하기 위해 늘 몸을 생각하게 되었다.

춤과 함께 즐거운 유년 시절과 청소년 시절을 보낼 수 있었다. 그러나 무용 입시생에게 가장 중요한 고등학교 2학년과 3학년 시절 2번의 수술, 6개월의 목발 생활로 입시를 포기할 수밖에 없었다. 더구나 이 시간을 보낸 후 다시 이어진 재활은 더 이상 춤을 출 수 없을지도 모른다는 두려움에 몸뿐만 아니라 마음에도 크나큰 상처로 남았다.

다리에 무리가 생기면 언제라도 그만두어야 한다는 조건부 허락을 받으며 다시 시작할 수 있었다. 조심스레 시작하는 무용 입시생에게 제한된 요소는 너무나도 많았다. 하지만 실패하더라도 도전할 기회를 얻은 것 자체가 감사할 뿐이었다.

다시 춤을 추기 시작하면서 의사 선생님의 말씀에 따라 정기적으로 검진을 받았지만, 무릎의 통증이 쉽게 가시지 않았다. 통증이 심한 날이면 무용을 쉬기도 하며 최대한 무리가 되지 않는 범위에서 무용을 했다. 특히, 비가 오거나 날이 궂으면 다리 통증은 더 심해졌으나 이것을 말씀드려야 할지 말아야 할지 고민도 많았다. 다시 춤을 그만두라고 할지 모른다는 두려움도 있었지만, 과거 통증을 간과하고 계속 무용을 했던 것이 이렇게까지 되었을지도 모른다는 마음에 조심스레 말씀드렸다.

의사 선생님께서는 무릎이 나이에 비해 약하니 무릎 주위 근육을 발달시켜야 한다고 하셨다. 이런 이야기를 가볍게 생각할 수 없었다. 내가 좋아하는 무용을 계속하기 위해 무릎 주위 근육 강화 운동을 꾸준히 하려고 노력했다. 또 무릎관절에 최대한 무리가 가지 않게 무용을 하는 방법을 생각하게 되었다. 그래서 춤을 출 때 아름다움도 중요하지만, 무릎을 최대한 아끼며 보호할 방법에 점점 더 무게가 실리게 되었다.

무릎관절과 다리근육 사용방법에 대한 고민을 계속했다. 아무리 좋아하는 무용일지라도 아프면 할 수 없다는 것을 너무 일찍 경험했기 때문일 것이다. 무용을 할 때 호흡과 함께 관절에 무리가 가지 않는 신체 움직임에 중점을 두었다. 그래서 지금도 아프지 않고 춤을 추며 나의 무용 생활은 계속 이어질 수 있었고 다부진 몸으로 살 수 있게 되었다.

춤은 건강과 분리될 수 없다. 우리는 춤을 추기 위해 몸을 사용하고 몸을 통해 아름다움이 표현되기 때문에 이러한 생각이 계속되는 것을 당연하게 여겼다. 그리고 건강해야만 춤을 춘다는 생각에서 착안해 춤을 추면 건강해질 수 있다는 생각도 하게 되었다. 하지만 이러한 생각을 말하고 강조하는 것이 쉽지 않았다. 과학적 근거가 뒷받침되지 않은 상황에서 무용의 장점을 얘기한다면 어떤 사람들은 자신이 하는 무용이기 때문이라고 이야기할 수도 있을 것 같았다. 그래서 무용이 신체에 미치는 영향이 무엇이고 무용의 장점이 무엇인지에 대해 알고 싶어 다시 공부를 시작했다.

오랜만에 시작한 공부는 과거와 달리 너무 재미있게 느껴졌다. 무용을 하면서 궁금하고 의문점을 가지고 있던 터라 인체구조학(Anatomy of Human Body)과 운동생리학(Exercise Physiology), 운동기능학(Kinesiology of Exercise) 등은 춤을 출 때 궁금했던 점을 풀어 주고 내 수업세계를 훨씬 더 풍요롭게 해 주었다. 또, 기존에 느꼈던 부분이나 궁금했던 점들을 연구를 통해 결과로 도출하게 되었다. 그러면서 춤을 추고 가르칠 때 더욱더 건강을 생각하게 되었다. 춤을 가르칠 때의 춤 동작뿐만 아니라 일상의 움직임에서도 적용할 수 있는 방법들을 알리면서 춤과 함께 건강을 찾는 사람들의 변화를 확인할 수 있었다.

춤의 운동효과뿐만 아니라 많은 이점이 있다는 사실도 발견했다. 현대는 고령사회로 과거에 비해 오래 사용하는 관절에 문제가 생기거나 건강한 삶에 대해 고민하는 사람들이 많아졌다. 그래서 춤을 통해 건강을 증진하는 방법에 대한 집념으로 많은 정보를 수집하면서 춤의 장점들을 알게 되었다. 이러한 계기로 춤을 추며 신체에 무리를 주지 않고 즐기는 방법과 춤으로 건강을 증진하는 요인에 중점을 두게 되었다.

앞서 말했듯이 춤은 예술이다. 하지만 아무리 아름다운 춤이라도 아프면 출 수 없는 것이 현실이다. 아름다운 춤을 추기 위해 춤은 건강과 함께해야 한다. 건강은 저절로 만들어지는 것이 아니다. 우리 몸이 가지고 있는 신체 요소들을 최대한 생각하며 잘 사용하여 효율성을 높이고 신체의 항상성을 유지할 때 건강은 증진된다. 그렇기에 몸에 집중하며 아름다움을 만들어가는 춤을 예술에 한정하지 않고 건강을 만들 수 있는 최고의 활동이라 생각한다.

# 고통 속에서
# '소중한 깨달음'을 얻다

나에게 고통이 없었다면 춤의 예술적 부분 외에 다른 생각을 하지 못했을 것이다. 춤을 추면서 경험했던 통증도 어찌 보면 숙명처럼 받아들이고 좋아하는 춤을 추는 대가(代價)라고 생각했을 수도 있다. 하지만 좋아하는 것을 할 수 없었던 절박함이 있었기에 춤에 대한 생각이 바뀌었다.

중학교 2학년 때 처음 시작된 무릎 통증은 대수롭지 않게 여겼다. 주변에 춤추는 사람들이 많이 가지고 있는 통증이기에 나또한 그러리라 생각했다. 동네 정형외과를 다니며 의사 선생님의 처방대로 약과 함께 물리치료를 받았으나 통증은 쉽게 가시지 않았다. 그래도 나는 그 통증을 예사롭게 생각한 나머지 어느 정도 견디며 춤을 추었지만, 통증이 더 심해져 큰 병원을 찾앉을 때 '성장통증'이라는 진단을 받았다. 성장통증은 시간이 지나면 괜찮아진다고 하시면서 혹시 많이 아플 경우 복용할 수 있는 약만 처방해 주셨다.

하지만 시간이 지나 고등학생이 되어도 나아지지 않아 다시 찾은 병원에서 만성골수염 진단으로 큰 수술을 경험했다. 이러한 상황들을 겪었어도 나는 결국 '대학입시'를 치를 수 있게 되었다. 다시는 아프지 않기를 바라며 과거와 같은 환경으로 돌아갈 수 없다는 강한 의지를 가지고 새로운 출발을 기대했다. 그러면서 무용을 하면서 왜 몸에 크나큰 문제가 생겨 반복적인 수술과 장기간의 입원 생활을 해야 했는지에 강한 의문이 생기기도 했다. "내가 왜 이러한 고통을 받아야 하나?" "무엇이 문제였을까?" 스스로 나에게 이러한 질문도 했다.

큰 수술의 경험을 통해 항상 무용과 건강에 관한 인과관계에 대해 고민하는 계기가 되었다. 모든 병의 원인은 있다. 통증의 원인을 해결하는 것은 빠른 회복을 기대할 수 있다. 병의 진단을 통해 원인을 정확히 판단하면 치료가 간단하지만 오진하거나 병의 원인을 잘못 판단하면 치료 기간이 길어질 뿐만 아니라 환자의 마음에 부담도 커지게 된다.

내가 직접 경험한 부상이나 다른 여러 학생들과 주변에 무용하는 사람들의 크고 작은 부상 등에 대해 곰곰이 살펴보면 다음과 같은 세 가지를 지적할 수 있다. 무용을 배우는 학생들이나 지도하는 선생님들도 가장 중요한 세 가지를 빠트리고 시작한 것이 부상으로 이어지는 하나의 화근이 되었을 것이다.

첫 번째, 무용은 무용을 할 수 있는 체력이 준비되어야 하는데 '무용체력'의 중요성을 생각하지 못한다. 우리 몸에 있어 체력은 무척 중요하다. 체력이라 하면 우리 신체가 움직이고 건강을 수행할 수 있는 능력을 말한다. 즉, '무용체력'이란 무용공연이나 혹은 연습 기간에 체력이 좋으면 더 많은 연습을 하여도 덜 피로를 느끼게 되어 결국 더 감동을 주는 몸짓이 나타난다는 의미이다.

모든 사람이 다 동일한 체력을 가지고 있거나 동일한 체력이 필요한 것은 아니다. 일반적으로 우리가 일상생활을 할 때 필요한 체력에 비해 자신이 하고자 하는 분야나 목표가 있을 시에는 그에 적절한 맞춤 체력이 요구된다. 운동을 할 때는 운동체력이 필요하고 군인에게는 군인체력이 요구되듯이 무용을 위해서는 '무용체력'이 반드시 요구된다.

특히, 무용으로 입시를 준비하는 학생들은 무용 동작의 완성도를 높이기 위해 반복적인 동작을 연습하는 데 많은 시간을 보내는 경우가 많다. 이때 그 무용 동작을 잘 수용할 수 있는 체력이 갖추어진 학생들은 반복되는 힘든 연습을 감당할 수 있다. 다시 말해 어떤 무용 동작을 잘 표현하고자 한다면 반드시 적합한 근육이 자신의 몸속에 비축되어 있어야 한다는 의미이다. 따라서 무용수의 근력(muscular strength)과 근지구력(muscle endurance) 그리고 심폐 지구력(cardiovascular endurance) 등을 향상시킨다면 더 아름다운 무용을 표현하는 원동력이 될 것이다.

하지만 체력이 덜 갖추어진 학생들이 입시라는 환경 속에 노출된다면 반복적인 연습으로 인해 쉽게 피로를 느끼게 되어 연습의 효율성이 떨어질 뿐만 아니라 크고 작은 부상으로 이어지는 경우가 생긴다. 결국 이러한 학생들은 경쟁에서 뒤처지게 되고 또 흥미마저 잃어 중도에 포기하는 경우도 왕왕 존재하게 된다.

두 번째, 몸의 컨디션에 따라 운동량을 조절해야 하는데 그렇지 못한 경우가 많다. 우리 몸은 항상성(恒常性)이 존재하여 어느 정도는 몸을 유지하고 보호한다. 이러한 항상성(恒常性)도 정상적인 범주를 초과하면 몸에서 여러 가지 신호를 보낸다. 하지만 몸이 보내는 신호를 간과하거나 대수롭지 않게 여기며 약으로 시간을 보내는 경우도 많다.

대수롭지 않게 생각하고 보낸 시간으로 인해 다시 되돌릴 수 없는 시간이 될 수도 있다. 특히 무용 입시를 준비하는 학생들에겐 성과를 높이기 위해 연습량이 과도한 경우가 많아 통증도 어느 정도 감수하는 경우가 다반사가 된다. 반복적 동작 연습으로 인해 몸에 무리가 생겨 이상 신호를 보내도 대수롭지 않게 여기게 되는 이유다. 이것은 무용을 하는 학생들이나 무용을 지도하는 선생님들도 유사한 경험을 가지고 있을 것이다.

내가 경험한 입시 시절의 경우가 바로 그렇다. 나는 그런 상황에서 나의 몸이 반복적으로 보내는 신호를 무시하여 큰 대가(代價)를 치른 셈이 되었다. 그 당시 나는 어린 나이였지만 무척 견디기 어려웠다. 그러나 주변에 무용하는 학생들에게 쉽게 나타나는 통증이려니 생각하며 내 몸에서 보내는 정확한 신호를 인지하지 못한 경우다.

게다가 병원 의사 선생님께서도 '성장통증'이라고 하여 더 대수롭지 않게 시간을 보낸 부분도 있다. 우리 몸이 보내는 몸의 신호는 매우 정직하다. 앞으로 무용을 배우는 사람이나 일반인들도 자기 몸의 신호에 민감하게 반응할 필요가 있다. 특히 몸의 통증은 그 원인이 있기 때문에 반드시 문제해결을 위해 의사 선생님을 찾아 도움을 받아야 한다. 그 문제를 해결한 다음 자신의 무용 세계를 펼쳐 나갔으면 한다.

세 번째는 무용실의 환경 조건이 매우 열악한 경우가 있다. 무용실이라 하면 넓은 홀에 거울이 붙어 있어야 하고 바닥은 돌고 뛰는 등 많은 동작을 할 때 관절에 무리가 없이 완충작용을 할 수 있는 바닥재가 필요하다. 지금은 대부분 그렇지 않지만, 당시 춤출 때만 해도 무용실 환경은 지금과 같지 않았다. 그중 가장 큰 문제는 무용실 바닥이었다.

나 또한 열악한 환경에서 지속적으로 무용을 배운 셈이었다. 시멘트 위에 비닐 장판을 깐 바닥에서 춤을 추다 보니 관절과 뼈에 무리가 가는 것은 어찌 보면 당연히 예견된 일일 수도 있었다. 지금 무용실의 환경이 개선된 것은 무척 다행이라고 본다.

현재 대부분의 무용실 바닥은 마루를 사용하거나 댄스플로어로 되어있다. 바닥재는 충격 흡수가 가능하고 충격 완충을 위해 고밀도 탄성고무와 다중 합판을 사용한다. 그리고 그 위에 댄스플로어나 마루로 마감을 하여 관절과 뼈를 보호하며 동작의 완성도를 높이기 위해 잘 갖추어져 있다. 이러한 환경은 무용 상해를 예방하기 위한 필요조건이 된다.

그때만 해도 나는 무용을 할 때 이러한 요건들이 중요하다는 사실을 몰랐다. 춤을 잘 추고 아프지 않기 위해 무엇이 중요하고 어떻게 해야 하는지 모른 것이다. 지금은 무용이 건강에 많은 도움이 되지만, 그때 경험한 무용은 나를 두 번씩이나 수술대에 오르게 했다.

춤을 출 때 당연히 열심히 하고 다치지 않기 위해 조심만 하면 되는 줄 알았다. 지금은 다른 사람들을 가르치는 위치에 있다 보니 나의 과거 무용 경험은 무척 교훈이 되기도 한다. 특히 호흡법과 몸 사용법, 무용체력의 중요성, 자기 몸의 신호 듣기, 그리고 무용실 환경 등이 중요하다는 사실을 뒤늦게 깨닫게 되었다.

지금도 무용하는 사람들 사이에서는 한국 무용에 굴신 동작이 많아 무릎이 상하는 것을 당연하게 받아들이기도 하지만, 나는 이 문제를 해결하기 위해 무척 오랜 시간 동안 고민을 해왔다. 체력을 키우고 호흡법을 통해 근육의 움직임으로 무용 동작을 한다면 아프지 않고 건강한 예술세계를 펼칠 수 있다. 나는 이것을 '무용체력'이라고 강조하고 싶다. 다시 말해 모든 동작을 잘 표현하려면 더 좋은 체력이 요구된다는 사실을 간과하지 말아야 한다.

무용은 아름다움을 몸으로 표현하는 예술의 한 장르이다. 특히 무용은 몸이 매체가 되기 때문에 몸 즉, 신체의 건강이 매우 중요하다. 자신의 몸을 통해 더 나은 동작을 아름다움으로 표현하고자 할 때 자신의 몸 상태, 즉 체력이 좋아야 한다. 무용은 분명히 예술의 한 장르이지만 더 나은 예술 그리고 그 예술 활동을 더 건강하게 하려면 체력적인 요소를 빠트리지 말아야 한다. 분명한 것은 아름다운 무용 속에 튼튼한 체력이 존재해야 그 무용의 예술성이 더 아름답게 비친다는 것이다.

그래서 춤을 출 때도 아프지 않고 건강한 체력을 만드는 방법의 중요성을 잊지 않는다. 춤은 반복적 동작이 많기에 어떻게 사용하느냐에 따라 관절에 무리가 될 수도 있고, 또 근육을 강화할 수 있는 부분도 충분히 있다. 체력과 건강 면에서 춤의 장점을 살리는 방법은 첫째, 깊은 호흡을 통해 몸의 중심을 잡고, 둘째, 관절의 과도한 사용이 아닌 근육 수축과 이완의 움직임으로 관절을 보호하며, 셋째, 신체의 움직임에 중력을 이용하여 근육을 강화하는 것을 말한다.

아프지 않고 건강하다는 것은 아름다운 춤을 추기 위해 중요할 뿐만 아니라 일상생활에서도 반드시 필요한 요소이다. 과거에는 아프지 않은 것에 집중했지만, 이제는 건강하기 위한 방법에 더 중점을 두게 되었다. 이러한 생각과 방법을 단지 춤출 때만 사용하는 것이 아닌 일상에 적용하면서 더 건강한 몸이 된다는 사실도 알게 되었다. 그래서 우리 몸을 건강하게 만들어 주는 춤의 이점을 일상에 적용하는 '몸 중심 움직임' 운동프로그램도 개발하여 많은 사람에게 알리고 있다.

이러한 수업이 진행될수록 건강과 아름다움이 함께하는 춤을 내가 춘다는 것이 행복하다. 그리고 이 춤의 장점을 함께 나눌 수 있음에 감사함을 느낀다. 함께 나눌 수 있는 방법이 꼭 춤이 아닐지라도 그 방법을 춤에서 발견했다는 말을 한다. 그러면서 춤을 접하지 않은 사람들에게도 이렇게 좋은 한국민속춤의 장점을 알리는 데 가치를 둔다.

# 춤의 요소들로 건강을 만든다

춤에 대한 나의 관점이 바뀌면서 어떤 부분이 건강에 긍정적인 요소로 작용하는지 더 많은 궁리를 하게 되었다. 특히, 춤에는 음양(陰陽), 음악(音樂), 보법(步法)이 있어 더 아름답고 건강한 춤이 된다는 사실도 깨달았다. 이러한 음양, 음악, 보법은 춤으로 서로 연결되고 융화되어 아름다운 춤을 만들고 표현하게 하며 건강 또한 향상시킨다.

춤을 추는 것은 건강을 만들어가는 것과 같다. 춤은 장단에 맞추거나 흥에 겨워 자신의 신체를 움직여 흥을 표현하는 것이다. 춤을 추며 흥을 내고 신체를 움직여 아름다움을 표현하니 전신운동뿐만 아니라 기분도 좋아진다. 이러한 이유로 춤이 음악과 함께 신체의 움직임으로 표현되어 신체적, 정신적, 정서적으로 긍정적 영향을 미치는 것은 다수의 연구나 책을 통해서 많이 알려져 있다.

하지만, 우리는 춤을 추면서 춤의 어떤 부분이 우리 신체에 긍정적으로 영향을 미치는지 구체적으로 알지 못한다. 또, 춤이란 무엇일까? 왜 춤을 추면 건강해질까? 등에 깊은 생각을 하기보다는 단지, 춤을 추면서 기분이 좋아진다거나 흥을 내며 즐거움을 느끼는 경우가 대부분이다. 또, 어떤 이들은 음악의 리듬을 타고 그 리듬에 몸을 맡기는 등 여러 여흥과 아름다움에 취해 춤을 즐기기도 한다.

우리가 오랜 시간 춤을 추며 건강해지기 위해서는 춤이 무엇이며, 춤의 어떤 부분이 이점이 되는지 생각해 볼 필요가 있다. 혹자는 몸으로 표현하는 예술인 춤을 그렇게까지 복잡하게 생각할 필요가 있냐고 하겠지만, 우리가 즐기는 춤을 제대로 아는 것도 춤과 함께 오랫동안 건강한 삶을 영위하기 위해서 필요한 부분이다.

춤이란 신체로 표현하는 자연스러운 움직임으로 다양한 이름을 갖는다. 춤을 우리는 말 그대로 '춤'이라 부르기도 하고 '무용' 혹은 '댄스'라 칭하기도 한다. 우리가 말하는 춤은 무엇이고 무용이란 무엇이며 댄스는 또 무엇을 말하는 것인지 안다면 좀 더 쉽게 춤의 의미를 이해하게 된다.

춤은 무용의 순수 우리말로 사전적 의미는 장단에 맞추거나 흥에 겨워서 팔다리를 이리저리 놀리고 전신을 우쭐거리면서 율동적으로 뛰노는 동작이라 되어있다. 그에 반해 무용(舞踊)이라고 하면 음악에 맞추어서 몸을 움직여 감정과 의지를 나타내는 동작으로 무도(舞蹈)나 댄스(dance)로 표현하기도 한다. 댄스의 의미도 무용과 사교댄스로 설명되어 있어 무용과 댄스는 같은 의미이다. 무용의 영어 표현이 댄스이기 때문에 사람들은 무용과 댄스, 춤을 편하게 칭하기도 하고 춤의 종류에 따라 다르게 부르기도 한다.

이처럼 춤이 보편적으로 가지고 있는 의미와 필자가 갖는 춤에 대한 생각이 차이를 보이는 부분이 있어 좀 더 깊이 들어가 한자의 의미를 살펴보았다. 舞踊(무용)이란 舞(춤출 무)에 踊(뛸 용) 자를 사용하는데, 舞는 '춤추다', '뛰어다니다', '날아다니다' 등의 뜻을 가진 상형문자이고, 踊은 '뛰다', '춤추다', '오르다' 등의 뜻을 가진 형성문자로 이 두 단어가 합쳐져 춤이라는 의미로 쓰이게 되었다.

舞는 상당히 복잡한 획을 그리고 있다. 하지만 갑골문의 舞는 매우 간단한 모습으로 양손에 무언가를 들고 있는 모습이다. 그 모양은 춤을 출 때 사용하는 깃털 모양을 들고 춤추고 있는 모습을 표현한다. 이 글자가 無(없을 무)가 되었다가 후에 無 자가 '없다'라는 뜻으로 가차(假借)되어 금문에서 舛(어그러질 천)을 더한

舞(춤출 무)로 춤춘다는 뜻을 대신하게 되었다.

이 舛(어그러질 천)은 회의문자로 '어그러지다', '어지럽다' 등의
뜻을 가진 글자로 왼쪽을 향한 발과 오른쪽을 향한 발로 어수선
한 발의 모습처럼 보이지만 등진 발의 모양을 하여 양발을 의미
하기도 한다. 그래서 '발'이나 '발의 동작'과 관련하여 뜻을 쓸 때
사용하는 경우도 많다.

그리고 형성문자인 踊(뛸 용)은 蹱(뛸 용)의 간체자로 뜻을 가진
足(발 족)을 부수 변으로 두고 솟아오른다는 의미의 甬(길 용)이 합
해진 글자로 '발이 솟아오르다.'라는 의미다. 부수로 쓰이는 足(발
족)은 '발', '근본', '그치다', '가다' 등의 뜻을 가진 글자로 止(그칠
지)와 口(입 구)가 결합한 것이다. 甬(길 용)은 뜻과 음을 동시에 나
타내는 用(쓸 용)의 음 부분과 나머지 부분이 합하여 이루어진 글
자이다.

그러나 갑골문에서 나온 止 자는 엄지발가락이 길게 뻗어 있
는 것처럼 그려졌다. 사람의 발을 그린 것으로 '그치다', '멈추다',
'머무르다'의 뜻을 가졌으나 다른 글자와 결합될 경우 '가다', '이
동하다'의 뜻이 움직임과 관련된다. 口(입 구)도 사람의 입 모양을
본 떠 그린 것이기에 '입', '입구', '구멍'이란 뜻을 가졌다. 그러나
다른 글자와 결합할 때, '입', '소리'와 관련된 의미를 전달하기도

하나 '출입구', '구멍'이란 단순한 모양자로 응용되기도 한다.

하지만 나는 舞(춤출 무)와 踊(뛸 용)의 한자를 조금 다른 시각으로 보았다. 舞는 無(없을 무)에 舛(어그러질 천)으로 양발의 모양을 하고 있지만, 발이 없다는 의미처럼 보였다. 또, 踊(뛸 용)은 口(입 구)에 止(그칠 지)와 甬(길 용)이 합쳐진 모습을 하고 있어 '입을 그치고 솟아오른다.'라는 의미로 생각해 보았다.

즉, 舞(춤출 무)는 발 모양을 하고 있지만 없다는 의미로 보았고, 踊(뛸 용)은 춤을 출 때 입은 그치고 뛰어오르듯 몸을 표현하는 것으로 보아서 필자가 생각하는 舞踊은 발은 없는데 발을 사용하여 입을 그치고 솟아오르듯 춤을 추는 것으로 이해했다. 이러한 해석은 어불성설로 보일 수 있다. 하지만 춤은 입을 다물고 코로 깊은 호흡을 하여 우리 신체의 부속 골격인 발의 움직임에 의해 추는 것이 아닌 중축골격인 몸통의 움직임에 의해 다리가 움직여지고 발의 디딤이 되는 것이니, 다리가 있어도 없는 듯 다리를 가볍게 움직이라는 의미로 풀이해 보았다.

춤을 출 때 입이 아닌 코를 통한 깊은 호흡이 단전까지 이어져 팔과 다리의 움직임이 우선이 아닌 단전 중심의 움직임으로 물 흐르듯 자연스러운 아름다움이 있다. 이러한 팔과 다리의 움직임은 가벼우면서 절도가 있어 춤의 아름다움을 더해 준다. 즉,

춤을 추며 깊은 호흡을 통해 몸 중심 움직임으로 추어지게 되는 것도 내가 생각하는 춤의 의미와 상통하는 것이다.

이렇게 추어지는 춤이 바로 자연스러운 움직임이 있는 우리 민속춤이다. 한국민속춤에는 음양(陰陽)의 조화가 있고, 우리 음악(音樂)이 있으며 삼단보법(三段步法)이 있다. 이 요소를 가지고 있는 춤을 추면서 우리가 중요시하는 건강 생활을 실천할 수 있기에 좀 더 자세히 알아보려 한다.

# 춤 움직임에는 음양(陰陽)이 있다

음양이라고 하면 굉장히 어렵게 생각되는 경우가 많다. 또, 춤에서 음양을 논의하면 왠지 춤을 추면서 많은 것을 생각해야 하는 것 같지만 그렇지 않다. 음양이라 하면 천지 만물을 만들어내는 상반되는 성질의 두 기운이라 표현되어 있다. 이러한 관점에서 음양을 관찰하다 보면 모든 이치가 상대적으로 이루어진 것을 알 수 있다.

음양은 상대적 짝으로 서로 떨어져 있는 것처럼 보이지만 혼자서 존재할 수 없고 서로 짝을 이루어 서로 의지하거나 제약을 받으며 하나로 이루어진다. 즉, 만물의 이치처럼 우주와 인간이 생성·소멸하며 변화하는 상호작용의 원리로 영원히 고정되어 있는 것이 아닌 끊임없이 이동하고 변화하며 서로 조화를 이룬다.

음양을 자연의 법칙으로 보면 좀 더 쉽게 이해할 수 있다. 자연의 변화에도 많은 법칙이 있어 보이지만 실제 음양의 변화를 통해 시작된다. 모든 생명체가 태어나고 죽는 것에서부터 음양으로 표현할 수 있다. 가장 단순하게는 태어나는 것(생, 生)은 양(陽)이며 죽는 것(사, 死)은 음(陰)이다.

우리는 태어날 때 울음을 통해 호(呼)로 발산하고 흡(吸)으로 저장되며 상호조화를 이루며 호흡체계가 이뤄진다. 그러나 죽을 때 흡(吸)이 호(呼)로 돌아가지 않아 숨이 멈추게 된다. 음양은 어느 하나만 존재할 수 있는 것이 아닌 짝을 이루어 계속 이어지게 된다.

또, 음양은 반대적 성향으로 보이지만 음양을 볼 때 반대적이 아닌 상대적으로 보아야 한다. 그 예로 높고(고, 高)·낮음(저, 低)은 15층 아파트에서 5층은 저층이라 표현할 수 있지만, 5층 아파트에서 5층은 고층으로 표현되기 때문이다. 또, 앞(前)·뒤(後)의 개념도 같다. 누구에게나 어느 한 지점이 앞·뒤가 아닌 자신이 서 있는 방향이나 사물의 위치에 따라 앞·뒤를 구분한다. 이러한 관점은 상(上)·하(下), 좌(左)·우(右), 움직임(동, 動)·멈춤(정, 靜), 강(強)·약(弱), 올라감(상승, 上昇)·내려감(하강, 下降), 전진(前進)·후퇴(後退) 등에도 있다.

춤의 움직임에 있어 음양(陰陽)은 호흡(呼吸)을 통한 기(氣)의 흐름에 따라 상대적인 움직임도 된다. 호흡과 함께 중력의 작용에 의한 동작으로 호(呼)에서 오금이 접히는 굴신이 흡(吸)에서 오금을 쭉 뻗게 되고 까치발 동작까지 연결할 수 있다. 높고 낮음은 음양(陰陽)의 원리체계의 움직임으로 신체가 안정적이며 부드럽게 움직이는 요소이다.

춤을 출 때 무조건 강하거나 무조건 약한 것이 아닌 강과 약, 춤을 추며 공간적인 움직임에 의한 전진과 후퇴 등으로 표현되며 동작의 원리로 어우러진다. 음양(陰陽)은 춤 동작에서 자연스럽게 조화되어 연속적인 움직임에 멋이 있고 동작들의 연속성에 따라 아름답게 재창조된다.

뿐만 아니라 춤을 추면서 태극이라는 이야기를 들어본 이들도 있을 것이다. 태극은 음양인 양의(兩儀)가 대대(待對)하여 회전하는 형태로 하늘을 뜻하는 적색은 양의(陽儀)로 천양상(天陽上)이라 하고, 땅을 뜻하는 청색은 음의(陰儀)로 지음하(地陰下)라고 한다. 태극은 이러한 음과 양이 상호작용하여 우주 만물을 생성하고 발전하는 것으로 음양이 각기 개별적으로 존재하면서 상호의 존적 모습을 하고 있다.

음양은 춤 동작에서 끊임없이 나타나고 있다. 춤을 표현할 때 방향적인 부분으로 우선형 회전은 시계방향을 나타내는 것으로 음(陰)을 나타내고 좌선형 회전은 보통 반시계방향을 나타내는 것으로 양(陽)을 나타낸다. 이러한 움직임은 형태가 만들어진 것이 아닌 형태를 이루어가는 것으로 직선이 아닌 곡선 형태이다.

춤은 억지로 만드는 동작이 아닌 호흡과 함께 끊임없이 이동하고 변화하며 만들어지는 것이다. 그렇게 춤 동작 하나하나를 유연하게 연결한 곡선의 움직임 속에서 자연스러움을 만들 수 있다. 이것은 춤의 모든 움직임이 음양(陰陽) 속에서 존재하기에 가능하다.

# 음악과 춤이
# 마음과 몸을 움직이게 한다

춤은 인류가 지구상에 존재하면서 생명을 부여받고 춤을 추며 살아가는 것이 생명력의 발로였다. 대자연 속에서 본능적 욕구와 함께 희로애락을 몸으로 표현한 것이다. 그래서 춤은 삶 속에서 존재한다. 또, 음악(音樂)도 사람의 마음에서 생겨나는 音(음)과 마음을 움직이는 樂(악)이 만나 조화롭게 이루어진다. 특히, 민속 음악 형태는 서민의 삶 속에서 태어난 장단이다. 장단으로 춤과 음악을 통하여 심신일원화(心身一元化)되기에 우리가 음악과 춤을 함께하는 이유이기도 하다.

한국민속춤에 사용되는 음악은 만들어진 시기가 분명하지 않지만, 서민들의 정서와 소박하고 원초적인 감정이 구성진 가락으로 잘 표출되어 있다. 또 서민들의 삶의 현장에서 느끼는 감정이 음악에 직접적이고 집약적인 감흥으로 표현되어 춤추는 이에게 신명을 줌으로써 독특한 문화형성의 근간이 되었다. 이러한 장단은 호흡의 길이에 따라 길고 짧게 체계화되어 만들어져 독특한 리듬 형태로 역사 속에서 발전해왔다.

우리음악은 기본박이 둘로 나뉘는 2분박 바탕의 서양음악과 달리 3분박 바탕으로 엑센트의 변화, 다양한 리듬분할 같은 엇박의 기교들로 역동성 있게 만들어졌다. 서양음악에서 기준은 4분음표($\flat$)를 기본으로 2분박 중심의 균등분할 음악이 대부분인데 비하여 우리음악은 점4분음표($\flat$.)로 3박자 내의 4박자계인 8분의 12박자 체계를 가장 기본으로 한다. 그렇다고 8분의 12박자만을 한국음악 장단으로 일관하지 않고 한배 내의 장단 타법 뿐 아니라 호흡조정에 따른 4박, 5박, 6박, 8박, 10박, 12박, 16박 등으로 다변화하였다.

다양한 박자의 상호간 연관성으로 기본박자를 어떻게 나누고 연주하느냐에 따라 우리 장단의 매력을 느낄 수 있으며 강약도 느끼게 된다. 그래서 음악을 들으면서 감정을 느끼고 춤으로 풀어내며 장단과 함께 호흡한다. 대부분 우리 음악의 리듬 구조는 느리고 복잡하지만 어렵기보다는 쉽고 단순하게 그 리듬을 반복적으로 나타내므로 음악의 흐름을 쉽게 파악할 수 있다.

음악을 들으면 인체가 반응하는 것은 현시대에 들어 갑자기 드러난 모습이 아니라 수십 년간 이어진 자연스러운 현상이기에 음악은 건강 증진과 밀접한 관련이 있다고 할 수 있다. 음악을 들으면 신경계가 자극을 받아 행복호르몬이라 불리는 세로토닌과 도파민이 활성화되어 흥을 낼 수 있다. 또, 음악 감상이 혈액순환과 맥박을 뛰게 하며 정신적 부분에 긍정적 영향을 준다. 이러한 이유로 전통적인 음악은 관념적 요소보다는 감성에 더 많은 비중을 차지하니 들으면 저절로 마음이 동요되어 내면의 세계를 춤으로 표현할 수 있다.

그러므로 음악을 들으면 절로 흥이 나고 장단에 동화되어 자연스레 음양(陰陽)의 조화를 강조한 춤 동작으로 끌어낸다. 동작은 장단과 호흡이 하나로 어우러져 정중동(靜中動)의 움직임이 물 흐르듯 유연하고 부드럽게 보이는 절제된 모습으로 이어진다. 이러한 춤사위는 감정이 풍부하고 흥이 많은 우리에게 음악과 춤이 하나가 되어 스트레스를 해소하고 긴장을 풀며 내면의 세계를 자유롭게 표출할 수 있게 해 준다.

# 삼단 디딤이 건강을 만든다

한국민속춤에는 삼단 디딤이 있다. 디딤이라 하면 일반적으로 보법을 말한다. 보법(步法)은 걸음걸이의 방법으로 걷는 사람은 누구나 사용한다. 보법에 의미를 부여하여 규칙적으로 걷는 사람도 있고 걷기 시작하면서 습득된 방법에 의해 반복적으로 걷는 사람도 있다. 하지만 바른 걸음걸이는 무엇보다도 중요하다. 요사이 걸음걸이가 건강 유지에 중요한 작용을 한다는 사실이 알려지고 다양한 걷기 정보가 소개되면서 바른 걸음걸이가 건강에 미치는 장점들과 잘못된 걸음걸이의 문제점들이 대두되고 있다.

발은 체중을 받쳐주는 주춧돌 역할을 하고 몸을 뒤에서 앞으로 또는 앞에서 뒤로 옮길 수 있는 지렛대 작용을 한다. 바른 걸음걸이는 발뒤꿈치, 발바닥, 발앞꿈치나 발앞꿈치, 발바닥, 발뒤꿈치 순으로 지면에 닿으며 무게 중심을 자연스럽게 옮길 수 있다. 앞으로 이동할 때 발뒤꿈치나 뒤로 이동할 때 발앞꿈치가 지면에 먼저 닿는 삼단 디딤은 팔자걸음, 안짱걸음 등 바르지 못한 걸음걸이를 예방하거나 교정하는 데 도움도 된다.

바른 걸음걸이는 장딴지 근육이 수축하면서 피를 위로 보내는 펌프 역할을 하게 되어 심장에 부담을 줄일 수 있고, 하지 부종이나 하지 정맥류 같은 질환도 예방할 수 있다. 또, 바른걸음을 걸을 때 허벅지 근육에서 무릎이 받을 충격과 하중을 완화해 준다. 이런 바른 걸음걸이는 발뒤꿈치에서 발끝으로, 또는 발끝에서 발뒤꿈치까지 무게 중심이 이동되면서 자연스레 용천혈(湧泉穴)까지 자극하게 되고 혈액순환을 순조롭게 하여 뇌에도 긍정적인 영향을 미친다.

특히, 춤을 출 때는 발뒤꿈치부터 발바닥을 지나 발앞꿈치를 딛는 일반적으로 앞으로 걷는 디딤만이 아닌 발앞꿈치에서 발바닥을 지나 발뒤꿈치까지 딛는 뒤로 걷는 디딤도 자주 반복한다. 앞으로 걸을 때 강화되는 근육과 뒤로 걸을 때 강화되는 근육이 다르기 때문에 앞·뒤를 반복적으로 걷는 것이 신체 건강에 도움이 된다. 하지만, 일상에서는 뒤로 걷는 것이 쉽지 않다. 사람들 대부분은 이동을 위해 앞으로 걷는 생활이 주를 이룬다. 그렇기 때문에 건강에 좋다고 하여 뒤로 걸으려 해도 뒤로 걸을 수 있는 장소를 찾기가 쉽지 않다. 간혹 공원에서 뒤로 걷는 사람을 볼 수 있는데 모두가 앞으로 걷는 환경에서 홀로 뒤로 걸으면 장애물을 볼 수 없어 충돌 등의 위험한 상황을 만들 수도 있다.

　우리가 일상에서 사용하는 보법은 바르게 걸어야겠다는 생각보다 몸을 이동하고 움직이는 수단으로만 사용된다. 또, 어떻게 걸어야 바른 걸음걸이로 걷는 것인지, 신체에 무리를 주지 않고 걷는 걸음걸이는 무엇인지 알기 쉽지 않다. 단지 바르게 걸으려고 노력하는 경우라도 바른 걸음걸이라고 알려진 자세를 따라하려는 노력이 대부분이다. 이러한 현실에서 우리가 춤을 출 때 사용하는 보법을 적용하여 걷는다면 자연스럽게 바른 걸음걸이가 된다. 그러나 이 보법을 일상에 적용하려면 많은 노력이 필요하다. 빠르게 걸어 이동하면서 몸을 바로 잡고 단전을 의식하기란 쉽지 않기 때문이다.

　하지만 춤을 출 때는 깊은 호흡으로 단전에 의식을 집중하여 바르게 걷는 삼단 디딤이 기본이 된다. 이러한 보법이 되지 않는다면 춤의 기본이 무너지게 되고 아름다운 모습을 만들 수 없어 춤추는 이가 아름다움을 추구하려면 반드시 바른 보법을 구사해야 한다. 바른 보법을 위해서는 몸 중심의 코어 근육이 중요한 역할을 한다. 우리가 춤을 출 때 코로 들여 쉰 깊은 호흡을 통해 하단전에 의식을 집중하고 춤추는 것은 코어 운동을 하는 것과 같다. 즉, 춤은 아름다움만을 추구하지 않고 신체의 건강도 더해

준다. 왜냐하면, 우리는 춤을 출 때 몸 중심의 이동을 따라 발의 방향이나 디딤이 결정되고 몸의 움직임이 연결되기 때문이다.

춤에 있어 디딤은 하체의 마지막 완성체로 움직임의 결정체가 된다. 신체의 유기적인 움직임이 다리에 전달되어 디딤으로 표현되는 것이다. 이러한 디딤은 다리에 의한 움직임이 아닌 '몸 중심 움직임'으로 사뿐하지만 편안함과 안정적인 자세를 유지할 수 있다. 디딤은 하체를 강화하고 자세를 안정화해 신체의 균형감도 더해준다. 아무리 건강에 좋은 운동이라도 보기 싫거나 실천하기 나쁘면 운동 효과가 떨어진다. 춤에 있어 바른 디딤은 자연스러운 움직임으로 끊임없이 이루어지며 건강도 가져오고 아름다운 춤도 만들어내니 더 없는 금상첨화(錦上添花)이다.

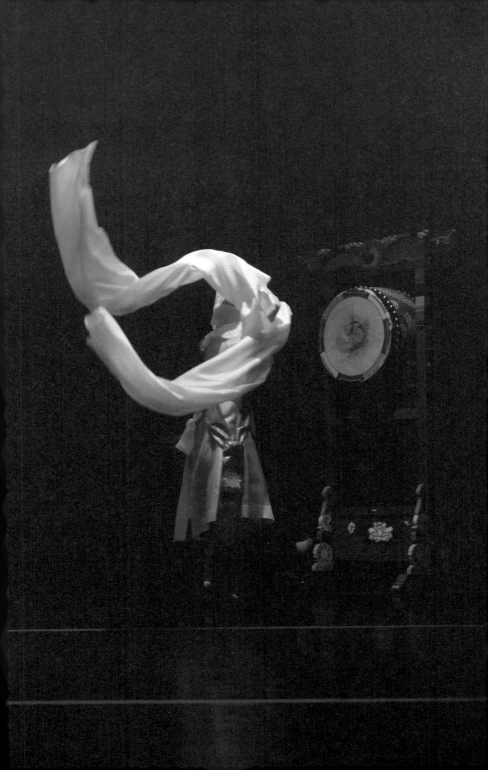

PART 2

춤이 건강을 품는
몸(Body)의 이해

춤을 이야기하면서 몸에 대해 구체적으로 설명할 필요가 있는지 의문을 가질 수 있다. 춤은 몸으로 표현하는 동작이 반복되기 때문에 신체에 대해 다시 한번 생각해 보았으면 한다. 춤을 추는 사람들은 춤의 예술적 부분을 강조한다. 그러나 춤을 통해 예술성과 건강을 극대화하기 위해 신체에 대한 이해와 관찰은 필요하다.

# 인체의 이해는
# 관절 건강을 지키는 길이다

인체는 뼈와 근육이 형태를 만든다. 뼈와 근육은 건축물의 골조 역할처럼 신체가 자세를 반듯하게 유지할 수 있도록 한다. 건축물에서 철근과 콘크리트가 시너지 효과를 내듯이 뼈와 근육도 그렇다. 뼈만 있다고 해서 신체가 설 수 있는 것이 아니듯 근육만으로도 동작이 이뤄지지 않는다. 건축물에서 부족하지 않은 철근과 콘크리트 비율처럼 인체가 서고 움직일 때도 뼈의 밀도와 근육량이 적절해야 자연스러운 몸짓이 만들어진다.

인체의 뼈는 단단하여 신체를 지탱하고 그 구조 안에 있는 조직들을 보호한다. 일반적으로 성인은 206개의 뼈로 구성되어 있다. 많은 뼈의 개수로 신체의 움직임을 더 자유롭게 할 수 있다. 뼈들의 연결은 신체가 구부리고 펴는 동작을 구사하는 데 편리함과 효율성을 높여 준다. 또, 춤을 추며 끊임없이 움직여지는 자연스러운 아름다움도 만들어 준다.

하지만 이 부분이 약해지면 동작을 표현하는 데 문제가 생길 수도 있다. 그래서 우리는 뼈와 뼈가 연결되는 관절에 대해 이해해야 한다. 관절이 어떠한 작용을 하며 어떻게 움직여지는지를 아는 것도 관절을 보호하는 데 도움이 된다. 관절은 섬유관절, 물렁뼈관절, 윤활관절로 연결되어 뼈의 마찰을 완화한다.

먼저, 섬유관절은 정강뼈와 종아리뼈 결합 부위 같은 곳을 연결해 준다. 또, 머리뼈 결합 부위도 섬유관절에 속한다. 섬유관절은 운동성이 없으나 결합조직이 뛰어나 관절이 잘 연결될 수 있도록 해준다.

다음으로 물렁뼈관절은 약간의 운동성이 있는 관절로 대표적인 곳은 척추와 척추 사이의 디스크다. 척추뼈 사이에 존재한 디스크는 단단한 껍질의 섬유륜 속 젤리와 같은 수핵을 품고 있다. 그래서 탄력이 있으며 충격을 완화하고 분산과 흡수를 통해 척추의 기능을 돕는다.

마지막으로 윤활관절은 마주하고 있는 두 관절면에 관절물렁뼈가 얇게 덮여 있고 관절 부위에 전체적으로 관절주머니가 쌓여 있다. 무릎관절이 대표적이다. 그 외에도 다양한 모양과 형태로 운동이 가능한 신체 여러 곳에 윤활관절이 존재한다.

이렇게 다양한 모양으로 뼈와 뼈 사이를 연결해 주는 관절은 신체의 움직임을 돕는 중요한 작용을 한다. 고령화 시대 관절의 대표적 질환인 퇴행성관절염은 연골이 닳아서 없어지는 상태로 나이가 들면서 증가한다. 일반적으로 40세에 이르면 대부분 관절의 퇴행성 변화가 나타나고 60세 이상이 되면 50% 이상에게 퇴행성관절염 증상이 나타난다는 보고도 있다.

연골은 70%가 수분인데 나이가 들면서 이러한 수분도 빠져나가 두께도 얇아지고 딱딱해진다. 연골은 뼈의 끝에 존재하며 무게를 지탱할 수 있게 하고 마찰을 감소시킨다. 이것은 기계적인 스트레스로부터 신체를 보호하는 기능도 한다. 그래서 이러한 곳에 문제가 생기게 되면 움직임이 자유로울 수 없을 뿐만 아니라 통증에도 노출된다.

하지만, 연골에는 신경이 없다. 그래서 연골에 문제가 생겨도 바로 통증을 느끼지 않는 경우가 있다. 연골에 문제가 생겨 관절이 아플 정도가 되면 연골이 닳아 관절 쪽 신경이 노출된 상태를 말한다. 또, 연골에는 혈관이 없기에 영양분을 직접 공급받지 못한다. 대신 관절과 닿은 관절막을 통해 관절막에서 분비되는 미량의 관절액을 공급받는다. 그렇기에 아낀다고 무조건 움직이지 않으면 더 빨리 퇴화하기에 적당한 운동이 필요하다.

여기서 중요한 것은 적절한 운동이다. 적당한 운동은 연골 건강에 필수이지만 연골을 마모시킬 정도의 과도한 운동은 피해야 한다. 또 사람마다 체중이나 관절 상태가 달라서 똑같은 운동을 해도 연골이 받는 충격은 다르기에 자신의 신체에 알맞은 운동이 필요하다. 일반적으로 건강한 몸을 만들기 위해 관절에 무리가 되는 고강도 운동은 피하고 관절에 무리가 되지 않는 중강도 정도의 운동이 관절 보호에 도움이 된다고 한다.

관절을 어떻게 사용하고 보호하느냐에 따라 관절의 사용 연한과 손상은 달라진다. 관절이 받는 신체 부하는 신체 움직임에서도 많은 차이가 난다. 같은 몸무게라도 관절이 받는 하중과 같은 동작을 취했더라도 관절에 미치는 영향은 다를 수 있기 때문이다.

연령이 동일하다고 관절에 질환이 다 오는 것도 아니고 같은 직업을 가진 같은 연령이라도 관절의 나이는 개인차가 존재한다. 이것은 타고난 건강에 의한 차이가 있을 수 있고 사용 방법에 의한 차이도 있을 것이다. 왜냐하면, 관절 손상으로 인공관절 수술을 받았을 경우 인공관절의 수명은 약 10~15년이고, 그 후 재수술을 받아야 한다고 한다. 하지만 관리만 잘하면 15년 후에도 충분히 사용할 수 있고 재수술을 받을 필요가 없다고 알려지기도 했다.

평균 수명이 길어진 만큼 우리는 관절을 오래 건강히 사용해야 한다. 그렇기에 관절에 무리를 주지 않고 근육을 강화하며, 관절에 최소한의 부하를 주는 근육의 움직임이 필요하다. '몸 중심 움직임'은 근육의 수축과 이완을 통해 관절이 움직여지면서 관절에 가하는 부하량이 최소화되기 때문에 관절을 보호할 수 있다. 그리고 근육의 움직임은 근육에 연장된 힘줄이 강화되어 관절 보호에 더 효과적이다.

사람들은 대부분 신체를 움직일 때 관절을 이용해 자유자재로 움직일 수 있다고 생각한다. 관절이 있어 움직임이 자유로울 수 있는 것은 사실이나 골격에 붙어 있는 근육의 역할에 대해 간과해서는 안 된다. 인체의 모든 뼈대에는 힘줄로 골격근이 붙어 있어 근육 수축에 따른 관절 작용으로 신체를 움직일 수 있다.

이러한 움직임은 근 수축과 이완을 통해 근육을 강화할 수 있고 관절에 무리를 주지 않는다. 신체가 빠르게 움직이다 보면 신체 움직임에 있어 근육의 움직임을 생각하기가 쉽지 않다. 그렇기에 호흡에 의한 '몸 중심 움직임'으로 모든 뼈에 붙어 있는 근육의 수축과 이완에 의해 표현되는 한국민속춤은 관절과 근육을 지키는 건강운동이 된다.

# 중축골격 중심으로
# 인체를 관장(管掌)한다

　인체해부학에서 중축골격과 부속 골격이 존
재하는데 이것을 자세히 이해할 필요가 있
다. 인체의 중축골격은 몸통뼈대라고도 불
리며 두개골[머리뼈], 설골[목뿔뼈], 척주
[척추뼈], 흉골[복장뼈]과 늑골[갈비뼈]
로 이루어져 있다. 그 외에 팔과 다리
의 뼈들은 부속 골격에 속한다. 신체
의 몸통뼈대 중 늑골은 척주를 중심
으로 양쪽에 쌍으로 연결되어 있다. 부속
골격인 팔과 다리는 몸통뼈대 양쪽으로 연결
되어 있어 안정적인 자세와 균형을 유지하는
데 도움이 된다.

중축골격은 맨 위에 머리를 두고 척주[척추뼈]와 흉골[복장뼈]이 몸통을 형성해 주는 늑골[갈비뼈]과 연결되어 가장 넓게 차지하며 몸 중심체를 이루고 있다. 이 몸통뼈대는 여러 장기를 감싸고 또 뇌와 직접 연결되어 있어 단순한 골조의 기능뿐만 아니라 신경전달의 중요한 작용도 함께 하고 있다.

몸통의 뒤쪽에 위치한 척추는 몸의 기둥 역할을 하는 것으로 몸 중심에 33개의 척추뼈로 연결되어 있다. 경추 7개, 흉추 12개, 요추 5개, 천추 5개와 미추 4개로 되어 있는데, 성인이 되면 5개의 천추가 하나로 4개의 미추도 하나의 형태가 된다. 이렇게 연결된 척추는 추간판이 있어, 충격을 흡수해주며 몸을 움직일 때 도움을 준다.

척추에는 중추신경이 분포하고 있어 감각 정보를 뇌에 전달하거나 뇌에서 전달받은 명령을 조직으로 전달하는 기능을 한다. 그래서 만약 척추가 손상되면 마비 증세가 나타나게 된다. 신체의 중축골격인 척추가 안정적 자세를 유지해야 하는 이유도 여기에 있다.

몸통의 맨 앞쪽 중앙에 위치한 흉골은 세로로 길쭉하고 납작하게 되어있는데, 세 부분으로 연결되어 있다. 흉골은 몸통 앞 중앙에 위치해 있어 몸통의 앞뒤 뼈를 연결해 준다. 이러한 뼈의 연결은 뼈 중 가장 큰 부피의 늑골을 형성할 수 있게 해 준다. 늑골은 폐, 심장 등 내부 장기들을 감싸고 보호할 수 있을 만큼 크다. 총 12쌍으로 이뤄진 갈비뼈 중 위에서 1번부터 7번까지는 척추와 흉골이 직접 관절로 연결되어 있다. 8번째부터 12번째까지는 척추와 연결되어 있지만 흉골과는 직접 연결되어 있지 않고 있다. 하지만 8번째부터 10번째까지는 하나의 연골로 연결되어 흉골과 이어진다.

이 몸통뼈인 늑골은 호흡과 직접적인 관계를 하여 팽창하며 용적률을 증가시켜 폐호흡의 효율성을 높여 준다. 우리가 춤을 출 때 호흡을 통해 흉곽이 확장되고 수축하며 폐의 용적률이 증가해 신체를 더 건강하게 만들어 준다. 그렇기에 우리가 신체의 구조를 이해하는 것도 필요하다. 춤을 추며 어떠한 작용으로 신체가 더 건강해질 수 있는지 아는 것이 더 건강한 신체를 위해 노력하는 데 원동력이 된다.

이렇게 중요한 중축골격 안에 신경계도 존재한다. 신경계는 내부 혹은 외부의 자극을 받아들여 다른 부위로 전달하고 반응을 일으키는 것으로 신체 내외에서 발생한 각종 자극과 정보를 효과적으로 처리하기 위해 수십만 개의 뉴런들이 정교하게 연결되어 있다.

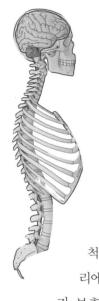

신경계는 뇌와 척수로 구성된 중추신경계와 뇌 및 척수에서 나와 전신에 분포하는 말초신경계로 구분된다. 중추신경계는 뇌와 척수로 되어있고 말초신경계는 근육, 피부, 분비선(샘) 등의 각종 기관을 중추신경계와 이어주는 연결 부분이다.

중추신경계는 우리 몸을 조종하는 중추적인 역할을 하면서 몸의 중심에 있기에 중추라고 부른다. 이러한 중추신경계의 뇌와 척수가 손상되는 경우 회복되지 않기에 뇌는 머리에 있는 튼튼한 뼈인 두개골이 척수는 척추뼈가 보호해준다. 중추신경계에서 하는 일은 생각하거나 신호를 온몸에 전달하여 정보를 처리하고 해석해 결과를 내며 지시를 내리는 것이다.

이 지시를 받아 운동 정보에 반응하도록 기관으로 전달하는 말초신경계는 외부의 자극을 감지하여 감각기관의 정보를 중추신경계로 전달하기도 한다. 즉, 외부의 자극을 받아 말초신경을 통해 중추신경으로 들어간 정보를 다시 말초신경을 통해 몸의 기관들과 근육에 명령이 내려지는 것이다. 그래서 신체가 운동하는 데 있어 중추신경과 말초신경이 함께 관여하게 된다. 그리고 우리 신체가 움직여지는 원리이기도 하다.

　우리가 춤을 추며 음악을 듣고 감정을 느껴 몸으로 표현하는 것
도 이러한 신경계의 자극을 통해 이뤄진다. 즉, 음악을 들으면 말
초신경계가 자극을 받아 중추신경계를 통해 우리 몸을 관장하는
역할을 하면 다시 말초신경계에 의해 신체를 움직이게 하는 것이
다. 이러한 움직임을 통해 우리 신체는 중축골격과 함께 부속 골
격인 팔과 다리를 움직임으로써 건강을 만들어 나가는 데 도움이
된다.

# 근육이 신체의
# 건강을 유지하는 핵심이 된다

근육은 수축과 이완을 통해 뼈대가 움직이는 전신적 운동이 있고, 횡격막과 가슴우리(thoracic skeleton)가 움직이는 호흡운동도 있다. 이외에도 심장의 박동, 혈관과 림프관의 수축운동 및 소화관의 연동운동을 비롯하여 여러 장기와 각종 분비선(샘)의 수축운동 등 역할도 다양하다.

근육의 종류는 모든 뼈에 붙어 있는 골격근(skeletal muscle), 심장벽을 형성하고 있는 심장근(cardiac muscle), 내장 및 혈관벽을 형성하고 있는 내장근(visceral muscle)이 있다. 이런 근육 중 뼈대 근육인 골격근은 운동신경의 지배를 받아 자신의 의지대로 움직이는 수의근(voluntary muscle)과 심장근, 내장근은 자율신경의 지배를 받아 마음대로 조절할 수 없는 불수의근(involuntary muscle)이 존재한다.

골격근은 힘줄에 의해 뼈와 연결되거나 뼈에 직접 붙어 뼈의 움직임을 담당하는 근육이다. 그래서 자세를 유지하고 신체를 움직이게 하는 운동기능을 한다. 뿐만 아니라 내분비조직이 된다는 사실도 명심해야 한다. 골격근에서는 뇌를 비롯한 다른 조직에 메시지를 전달하는 단백질 분자인 마이오카인(myokine)이라고 하는 신호전달물질을 분비한다.

하지만 마이오카인은 근육이 있다고 무조건 분비되는 것은 아니다. 근육이 수축하거나 새로운 세포를 만드는 활동을 할 때 분비된다. 이러한 호르몬들은 BDNF(뇌유래신경영양인자), Irisin(이리신), IL-6(인터루킨6) 등 다양한 종류로 뇌, 혈관, 지방, 간, 췌장 등에 영향을 미쳐 신체 항상성 유지에 도움이 된다.

근육은 이렇게 수많은 이로운 호르몬들을 저장하고 있는 곳간이다. 곳간도 채우지 않으면 비듯이 근육도 나이가 들거나 활동량이 감소하면 점점 줄어든다. 그래서 근육은 건강할 때도 저축하듯 비축하는 습관이 필요하다. 뿐만 아니라, 곳간에 재물이 많아도 꺼내지 못하면 무용지물이 되듯 근육 수축을 일으키는 운동이 이 곳간을 열 수 있는 열쇠가 된다.

이러한 골격근은 근육의 길이 방향으로 평행하게 형성된 긴 근섬유 다발로 이루어져 있다. 근 다발 안에는 수천 개의 근섬유

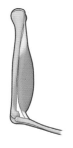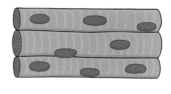

(근육 세포)로 구성되어 있다. 근섬유에는 위성세포(satellite cell)라고 불리는 줄기세포가 있어서 신체를 지지하고 움직이며 발달 과정에서 신호가 오면 세포분열을 하고 여러 근육 세포가 융합되어 형성되는 다핵세포다.

일반적으로 근육운동을 했을 때 근육량이 늘어나는 것은 근육 세포가 많아진 게 아니라 굵어진 것이다. 성장기에는 특별히 운동을 하지 않아도 위성세포가 분열하여 근육량이 늘어나지만, 성인이 되면 근육량은 필요에 따라 결정된다. 그래서 우리는 젊었을 때부터 저축하듯 근육을 쌓을 필요가 있다. 건강한 근육을 가지기 위해서는 근육 세포가 많고 굵어야 한다.

또 다른 근육인 심장근은 심장의 벽을 이루고 있는 두꺼운 근육으로 심장에서만 볼 수 있다. 골격근과 같이 가로무늬근의 구조이다. 하지만 골격근과 달리 단핵세포이며 섬유의 함양이 적

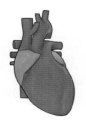
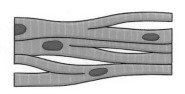

다. 심장근은 신경의 자극이 없어도 자동으로 수축 이완을 반복하는 불수의근이다. 이러한 작용으로 심장을 주기적으로 수축시켜 혈액을 동맥으로 보낸다.

이 밖에도 우리 몸에는 내장근도 있다. 내장근은 내장의 여러 기관에 붙어 있는 근육으로 심근 이외에 혈관, 림프관 등 모든 장기의 벽을 형성한다. 구조는 골격근과 심근과 달리 가로줄 무늬가 없어 민무늬근 또는 평활근이지만 심근과 같이 단핵세포이며 불수의근이다.

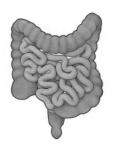
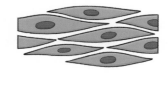

내장근은 내장운동 중추의 영향을 받아 수축과 이완을 하는데 수축상태를 오랫동안 지속할 수 있고 유연성도 뛰어나다. 이러한 작용을 하는 내장근도 나이가 들면서 점점 감소하여 소화기능을 비롯한 여러 기능이 떨어지고 혈액순환도 잘 되지 않게 된다.

심장근과 내장근은 심장이나 소화기관, 혈관 등에 있는 근육으로 신경의 지배를 받아 무의식적으로 조절되는 불수의근이다. 이러한 근육을 강화하기 위해서는 몸의 전반적인 기능이 좋아지도록 노력해야 한다. 골격근처럼 직접 강화하는 방법은 없지만 늘 건강한 몸을 균형 있게 만들어가야 한다.

그렇기에 우리는 골격근에 주목해야 한다. 앞서 말했듯이 운동을 할 때 골격근의 수축은 마이오카인이라는 호르몬을 분비하게 된다. 이러한 작용은 지방을 태우는 데 도움이 될 뿐만 아니라 골 생성도 돕는다. 뿐만 아니라 항염증 작용과 항암작용도 일으킨다. 나이가 들면서 비만하게 되면 몸에 염증을 일으키는 상황이 많아지는데 이것은 성인병을 발생시키는 요인이 된다. 이렇듯 골격근의 수축으로 근육 세포에서 사이토카인의 분비는 인체 항상성 유지에 기여한다.

즉, 마이오카인 중 이리신은 백색지방을 갈색지방처럼 일할 수 있는 베이지색 지방으로 변화시킬 수 있다. 하지만 베이지색 지방은 갈색지방과 달리 외부 신호 없이는 에너지 생성활동을 하지 않기에 근수축이 일어나는 운동을 꾸준히 해 주어야 한다. 갈색지방에는 백색지방보다 지방을 분해하는 미토콘드리아가 많이 들어있기에 에너지대사로 지방을 활발하게 소모하여 체중감량효과로 이어진다. 그렇다고 백색지방이 무조건 나쁘기만 한 것은 아니다. 백색지방은 비상시 에너지원이 되거나 물리적 충격시 몸을 보호하는 역할을 하지만 과할 경우 신진대사를 방해하는 요인이 된다.

이리신의 또 다른 기능은 해마조직 내 신경세포 생성, 시냅스 보호, 산화적 손상방어 및 BDNF 분비를 증가시켜 신경세포 재생에도 효과가 있다. BDNF는 뇌 유래신경영양인자로 신경 생성 자극을 조절하는 데 도움이 되는 뇌 안에 단백질 물질로 장기 기억, 학습 및 뇌 복구에 중요하다. 이러한 이유로 이리신과 BDNF는 우울증과 치매, 알츠하이머병 등 신경성 질환과 연관이 있다는 다수의 연구결과도 발표되었다.

이외에도 다양한 호르몬을 분비하는데 IL-6(인터루킨 6)는 인슐린 분비를 촉진시켜 체내의 당분을 가져가고 간에서 지방분해를 돕는다. 그래서 비만과 당뇨를 억제하는 효능이 있다. 또한 항염증작용도 있어 면역기능 조절을 통해 노화, 심혈관질환, 암 등의 발생을 억제한다. 최근에는 근 성장을 자극하고 혈관신생에도 작용한다는 사실이 밝혀지고 있다.

 이렇듯 골격근의 수축이 일어나는 운동을 하면 골격근 강화 외에도 다양한 긍정적인 반응을 보이게 된다. 의식적으로 조절 가능한 골격근의 움직임을 통해 불수의근인 내장근과 심장근에도 긍정적인 영향을 미치게 된다. 그렇기에 우리는 근육 움직임을 끊임없이 해야 한다. 운동은 선택이 아닌 필수이다. 특히 골격근의 움직임이 많이 일어나는 운동은 더욱 좋다. 우리춤은 신체에 무리를 주지 않으며 전신 골격근 운동이기에 건강유지나 향상에 도움이 된다고 하겠다.

# 다리 건강이 건강수명을 돕는다

우리 신체는 어느 한 부분도 중요하지 않은 부분이 없다. 그러나 직립보행하는 사람들 대부분이 다리와 발이 그 무엇보다 중요하다고 생각한다. 다리가 신체를 지탱하고 이동하기에 가장 중요하다고 생각하는 경우는 더욱 그렇다. 특히, 고령사회가 되고 무릎관절에 문제가 생긴 사람들이 많아지면서 다리에 대한 중요성은 점점 높아지고 있다.

다리는 부속 골격 중 가장 큰 뼈들로 구성되어 있다. 골격근도 약 70%가 다리근육에 분포되어 있기에 신체 중 가장 많은 근육을 가지고 있다. 최근에는 허벅지 근육이나 엉덩이 근육이 많으면 대사증후군을 멀리할 수 있다는 이야기가 많이 전해진다. 또, 당뇨 환자들의 병원 진료 시 허벅지 둘레를 재는 경우도 이러한 이유 때문이다.

이렇게 중요하게 생각되는 다리도 나이가 들고 근육이 소실되면서 가늘어지는 경우가 다반사다. 그리고 엉덩이 근육이 빠져 엉덩이는 점점 아래로 처진다. 이러한 현상은 신체를 지탱하고 설 수 있는 자세 유지와 건강수명에도 악영향을 미치게 된다. 일상의 움직임에서 신체의 이동이 많은 부분을 차지한다. 그렇기에 건강한 신체를 가지려면 다리 건강의 중요성을 생각하지 않을 수 없다.

우리는 다리의 골격이나 근육을 건강하게 유지하기 위해 다리에 대한 이해가 필요하다. 대부분 엉덩이가 골반에 속해있기에 몸통이라 말하는 경우도 있기 때문이다. 하지만 다리는 엉덩이, 넙다리, 무릎, 아랫다리, 발목 및 발로 구성되어 있다. 왜 이런 신체를 말하고 구분하는지 의아해할 수도 있다. 사람들은 대부분 다치거나 아프지 않으면 우리 신체에 대해 특별히 신경을 쓰지 않는다. 다리도 마찬가지다. 그냥 신체의 일부로 받아들여 당연히 사용했던 몸이기에 그렇게 여겼는지도 모른다.

다리가 아픈 사람들 중에는 무릎과 발의 통증을 이야기하는 사람들이 많다. 그리고 아픈 곳에서만 문제를 찾으려고 하는 경우가 대부분이다. 그 부분에 문제가 생겨 그럴 수도 있지만 그렇지 않을 수도 있는데 말이다. 그래서 다리가 아픈 정확한 원인을 찾으려면 무엇이 문제이고 어디서 잘못되었는지 알아야 하기에 신체에 대한 관심은 반드시 필요하다.

다리의 첫 번째 뼈인 관골[볼기뼈]은 엉덩뼈, 궁둥뼈, 두덩뼈가 성장 과정에서 하나로 융합되어 몸 중심 천추와 연결되어 있다. 볼기뼈는 가장 긴 뼈인 대퇴골[넙다리뼈]과 연결되어 있고 대퇴골 아래 경골[정강이뼈]과 비골[종아리뼈]이 있다. 여기서 무릎관절은 대퇴골과 경골이 관절을 이루는데 대퇴골과 경골 말단 부분에 관절 물렁뼈가 있고 관절 부위 전체적으로 관절주머니가 있다. 관절주머니 안쪽으로 질긴 섬유막이 있고 그 안쪽에 윤활막이 얇게 펼쳐져 있어 마찰을 경감시켜 주기에 지속적인 운동 시에도 손상되지 않는 것이다. 그러나 불균형한 자세로 관절 공간이 균형적이지 않게 된다면 반월판(meniscus) 등에 문제를 야기하여 통증으로 이어질 수 있다.

또, 신체 불균형으로 생긴 경골과 비골의 불안정한 모습은 무릎관절에만 문제를 주는 것이 아니라 다리의 아랫부분인 발에도 영향을 줄 수 있다. 아랫다리 경골과 비골은 발의 윗부분인 발목뼈와 연결되기 때문이다. 그래서 무릎에 생긴 문제는 그 부분에만 국한되지 않고 발목까지 영향을 미쳐 발에도 나타날 수 있다.

발은 발목뼈부터 발가락뼈까지 26개의 뼈들이 모여 발의 형태를 이루며 100개가 넘는 무수히 많은 인대와 근육이 있다. 이런 발은 체중을 지탱해 주고 신체를 움직일 수 있도록 작용하며 신체에서 받는 하중을 담당할 뿐만 아니라 하중에 의해 혈액을 순환시키는 모터 역할도 한다. 그렇기에 신체에 있어 발은 제2의 심장이라고 할 만큼 중요하다.

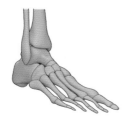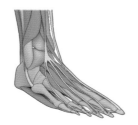

신체 중에 안 중요한 부분이 없지만, 직립보행을 하는 사람들에게 있어 발의 중요성은 더욱 부각되고 있다. 신체가 이동함에 있어 발은 목적지로 데려다주는 최종 수단이 된다. 이러한 발이 조금이라도 이상이 생기면 보행에 문제를 야기한다.

특히, 발은 신체의 가장 아래에 위치해 있어 신체 하중을 고스란히 받는다. 그래서 다리가 비뚤어진 경우 양발에 미치는 영향도 달라 발 건강에 악영향을 더 많이 준다. 다른 부분도 그렇겠지만 발은 조금만 불편해도 보행에 상당한 불편함을 느끼게 된다. 하지만 이러한 문제점을 발에서만 찾는 경우가 많았다. 이제는 발이 왜 문제가 생기는지 우리 신체에 대해 알아야 한다. 그리고 건강한 신체를 갖기 위해 발이 왜 중요한지도 생각해볼 필요가 있다.

　발은 신체를 지탱한다. 그리고 우리가 걷거나 움직일 때 발이 받는 하중은 자신의 체중보다 훨씬 크다. 이러한 발이 건강하기 위해서는 발의 근육이 소실되지 않아야 한다. 나이가 들면서 신체의 근육이 감소하듯이 발 근육 또한 줄어들기에 발의 뼈들을 보호하고 감싸주는 역할도 제 기능을 할 수 없게 된다. 나이가 들면서 신발 사이즈가 점점 커지고 조그마한 충격에도 골절이 발생하는 이유도 그래서이다. 그러기에 발의 근육이 감소하지 않도록 노력해야 한다. 또, 발이 받는 하중이 한 곳에 쏠리지 않기 위해서는 신체의 균형 유지도 필요하다.

　이러한 이유로 최근 발 근육 강화 운동법도 많이 소개된다. 하지만 좋은 것은 알아도 꾸준히 운동하는 것은 쉽지 않다. 평상시 걸을 때 발뒤꿈치 발바닥 발앞꿈치를 딛는 바른 걸음걸이만 잘해도 발의 모든 근육이 사용되는 것을 알 수 있다. 이 걸음걸이는 발뿐만 아니라 하체 근육 강화에도 무척 도움이 된다. 그러므로 삼단 디딤 보법이 주를 이루는 한국민속춤이야말로 발 건강뿐 아니라 하체 근육을 강화할 수 있는 최고의 활동이다. 따라서 한국민속춤 보법을 일상에 적용한다면 건강증진에 도움이 될 것이다.

# 팔을 움직일 때
# 팔의 연결점을 잊지 말자

　신체에 있어 또 다른 부속 골격은 팔이다. 팔은 다리와 상동기관으로 구조 또한 비슷한 형태를 가지고 있다. 팔도 어깨, 위팔, 아래팔, 손목 및 손으로 되어있다. 하지만 팔을 이야기할 때 위팔뼈인 상완골[위팔뼈]부터 말하거나 어깨를 위팔뼈 윗부분을 생각하기에 견갑골[어깨뼈]이나 쇄골[빗장뼈]을 빼놓는 경우가 많다. 그렇기에 팔의 신체 연결이 어떻게 되는지 아는 것도 중요하다.

　흔히 팔뼈의 시작이라고 알고 있는 위팔뼈는 상완골[위팔뼈]이고 그 아래팔뼈는 척골[자뼈]과 요골[노뼈]이다. 상완골[위팔뼈]은 다리의 대퇴인 넓다리뼈와 같은 형태이고 아래팔뼈인 요골과 척골은 아래다리뼈인 경골과 비골의 형태이다. 그리고 손목뼈와 손의 형태도 발목뼈나 발과 유사하다. 이러한 팔의 구조나 팔의 연결점이 몸 중심과 밀접하게 연결되어 있다는 것을 알고 사용한다면, 더 안정적이고 편안하게 사용할 수 있다.

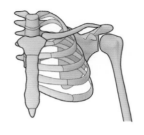 팔도 다리와 같이 가장 첫 번째인 어깨 견갑골과 쇄골이 중축골격인 몸통과 연결되어 있다. 견갑골은 2번째부터 7번째 늑골 등 양쪽에 넓게 얹혀 있으며 어깨 봉우리 부분이 쇄골과 이어져 있다. 쇄골의 다른 방향은 몸통뼈대인 흉골과 연결된다. 우리가 팔이라고 이야기할 때 가장 보편적으로 알고 있는 위팔뼈는 견갑골의 관절오목과 관절을 이룬다. 이러한 구조로 팔의 움직임도 몸 중심 움직임과 함께 이해하면 좋다.

팔은 가슴우리(thoracic skeleton), 또는 흉곽(胸廓)이라고 불리는 몸통뼈대에 연결되어 있다. 가슴우리는 갈비뼈와 복장뼈, 등뼈, 갈비연골로 구성되어 있다. 이렇듯, 팔은 가슴우리와 연결되어 있기에 팔의 움직임이 가슴우리 움직임과 따로 떨어져 독립적으로 움직여지는 것이 아닌 가슴우리 움직임과 연결된다.

가슴우리 안 양쪽에 넓게 위치한 폐는 호흡을 하는 데 중요한 역할을 한다. 숨을 들이쉬고 내쉬며 호흡 근육 작용으로 가

습우리를 확장시키고 축소시킴으로써 대기의 압력과 폐의 압력 차이에 의해 공기가 들고 나간다. 호흡을 할 때 중요한 것은 횡격막(가로막, thoracic diaphragm)과 외늑각근(바깥갈비사이근, external intercostal)이다. 숨을 들이마시면 횡격막이 수축되고 아래로 내려가면서 가슴우리가 길어지고 외늑각근 수축으로 앞쪽 갈비뼈 사이가 벌어져 늑골은 바깥쪽으로 이동한다.

이러한 작용에 의해 가슴우리에 얹혀 있는 견갑골과 쇄골의 위치가 변하면서 팔을 드는 작용을 할 수 있다. 이렇게 바뀐 견갑골에 위치에 따라 위팔뼈와 아래팔뼈 손의 위치도 변화할 수 있다. 거기에는 호흡의 양과 호흡을 이용한 근육의 움직임에 따라서도 위치는 더 유동적일 수 있다. 이와 반대로 횡격막이 이완되어 공기가 내보내지면 견갑골과 쇄골의 위치도 원래의 자리로 돌아가며 팔은 아래로 내려간다.

호흡에 의해 움직여지는 팔은 자연스럽고 관절에 무리를 주지 않으며 근육에 의해 들리고 내려진다. 그러면서 팔 근육을 더 강화할 수 있다. 뿐만 아니라 호흡을 통해 움직여지는 팔은 단지 팔 근육뿐만 아니라 몸통의 근육 강화에도 도움이 된다. 우리가 팔을 어떻게 움직이고 사용하는지에 따라 팔 건강을 지킬 수 있다.

우리는 일상에서 팔을 많이 움직인다. 하지만 일상에서 사용되는 팔은 사용범위가 극히 제한적인 경우도 많다. 그래서 팔이 아파 병원을 찾으면 너무 많이 사용해서 문제가 되었다고도 하고 너무 사용을 안 해서 문제가 되었기에 운동을 하라는 이야기도 듣는다.

과연 무엇이 문제일까? 왜 팔이 아픈지 원인을 아는 사람들도 있지만, 너무 많이 사용하거나 적게 사용해서 그렇게 되었다고만 알고 있는 사람들도 있다. 그러나 예외적인 경우도 있다. 팔을 다치면서 문제가 생겨 아픈 경우도 있기 때문이다. 원인을 정확히 알고 그에 맞는 처치방법을 찾는 것은 그 무엇보다 중요하다. 그리고 팔의 통증을 예방하기 위해서 팔 주변 근육을 강화하는 것 또한 중요한 방법이라 생각한다.

나는 항상 팔을 들고 내릴 때 호흡을 통한 가슴우리 확장과 수축에 의해 움직인다. 춤으로 가꾸어진 몸이기에 일상에서도 이런 팔 움직임은 자연스럽게 나온다. 팔을 올리고 내리는 것도 몸의 근육과 함께 움직여지기에 모든 움직임에 근육을 많이 사용하게 된다. 이러한 이유로 건강을 지킬 수 있는 것 같다.

또 다른 한 예로 이러한 팔 사용법을 통해 어깨 통증에서 자유로워진 사람도 있다. 춤을 통해 몸 움직임의 이점을 깨닫고 운동 프로그램을 만들어 효과성을 본 경우였다. 많은 사람이 춤을 쉽게 접하기에는 부족한 부분이 있어 사람들에게 춤의 장점을 알리고 싶은 마음에 운동 프로그램을 개발했다. '몸 중심 움직임' 프로그램을 통해 춤의 가진 모든 장점을 알려주기에는 한계가 있지만 이 좋은 방법이 한국민속춤에서 발견하고 만들었다는 이야기는 반드시 한다.

내 수업에 참여한 한 중년여성은 처음 수업을 들을 때 팔을 올리거나 내리기 또는 뒤로 감는 동작이 전혀 되지 않았다. 그뿐만 아니라 팔을 움직일 때마다 고통스러워했다. 그러면서 집에서 머리 감는 것도 안 된다고 했다. 원인은 어깨 석회화인데 병원에서 체외충격파로 석회를 깨거나 운동을 하는 방법이 있다고 들었으나 운동방법을 택한 경우다. 석회를 깨도 또 생길 수 있다는 이야기에 그냥 운동을 해보기로 결심한 것이다.

주 2회 운동을 5개월 정도 했을 때 어느 정도 통증이 감소했다고 하면서 팔을 편하게 움직였다. 그리고 일상 움직임도 편하다고 하였다. 그래서 어깨 석회는 있을 수 있으나 팔을 움직이는 방법을 관절이 아닌 근육에 의해 움직여 관절 마찰을 최소화한다고 이야기했던 기억이 난다.

그리고 60회 운동의 마지막 수업 날 병원에서 검사받았는데 석

회가 없어졌다고 이야기했다. 이런 이야기를 들으면 우리춤이 얼마
나 좋은지를 다시 한번 느끼게 된다. 그래서 나는 춤을 추는 것에
자부심을 느끼며 이 좋은 우리춤으로 많은 사람들이 건강해졌으
면 한다.

# 움직임과 자세 유지는
# 어떠한 관계가 있을까?

    신체 균형은 바른 자세와 아름다운 동작을 만
드는 데 밀접한 연관성이 있다. 인체 골격의 부
속 골격인 팔과 다리는 중축골격에 좌우 대칭
을 하며 쌍으로 구성되어 있다. 쌍으로 이뤄
진 골격들은 손상이나 선천적인 문제가 없
는 한 동일하게 구성되어 있다. 그러나 팔
의 길이가 다르게 보이거나 다리의 길이
가 차이나는 경우를 주변에서 흔히 볼 수
있다. 이러한 팔과 다리의 불균형은 신체 중심을
바로 세우지 못하여 자세가 비뚤어져 나타나는
현상이다. 이러한 상태로 신체의 움직임이 지속된
다면 중심은 더 무너지게 된다.

움직임을 말하면서 신체의 중심이 무너지고 삐뚤어진 것이 왜 문제가 되는지 의아해할 수도 있다. 신체균형은 움직임에 있어 매우 중요한 작용을 한다. 한 매체에서도 신체의 균형이 100g 무너진 상태로 만 보를 걸었을 때 1톤의 하중 불균형을 초래할 수 있다고 했다. 하지만 이렇게 중요한 신체균형에 대해 생각해 본 사람은 많지 않다. 특히, 아프지 않은 사람들은 자신의 신체에 대해 더 그럴 것이다. 그냥 일상에서 움직이는 것이 습관화되어 있기에 그런지도 모른다.

이러한 경우는 무용을 처음 배우는 초심자에게도 많이 나타나는 현상이다. 첫 수업을 경험하는 사람들 대부분에게서 자세 불균형이 쉽게 관찰된다. 자신의 자세가 비뚤어졌다고 인지하고 있는 사람도 있지만, 대부분은 그렇지 못한다. 다행히 무용실에 거울이 있어 신체를 함께 보며 설명하면 자신의 신체 불균형을 알게 된다. 그러면서 과거에 있었던 일들을 이야기한다. 치마를 입으면 한쪽으로 돌아간다거나 긴 바지를 입었을 때 한쪽이 더 끌렸던 적이 있었단다. 그래도 그냥 그런가 보다 하고 넘어갔지 자신의 체형이 불균형하다고 생각해보지 않았다고 한다.

이런 이야기를 나누다 보면 자신은 오른손잡이니까, 아니면 왼손잡이니까 이런 말로 한쪽 근육이 더 발달한 상태를 당연시 생각한다. 또, 비뚤어진 어깨는 한쪽으로 가방을 메고 다녔기에 그런 것이라 대수롭지 않게 여긴다. 일상에서 움직임에 특별하게 제한을 받지 않았기 때문에 자세의 중요성에 대해 생각하지 않을 수도 있다.

그러나 그들의 신발을 보면서 설명하면 놀라는 모습을 보인다. 닳은 바닥면이나 좌우 신발의 모양도 비대칭이기 때문이다. 그리고 평소 걷듯이 걸어보라고 하면 오른발과 왼발이 딛는 속도나 보행 모양이 조금씩 차이를 보인다. 하지만 이 모든 것을 인지한 경우는 극히 드물다. 사람들은 대부분 습관으로 굳어진 걸음걸이대로 움직이기 때문이다.

그래서 나는 이러한 초심자들을 만나면 한국 무용의 호흡법과 함께 몸의 균형을 맞출 수 있는 방법을 알려준다. 처음에는 쉽지 않다. 호흡과 함께 몸의 중심을 잡고 거울을 통해 자신의 모습을 보며, 신체의 균형이 어느 정도 반듯해지는 모습을 스스로 확인하게 된다. 하지만 이러한 모습은 일시적이다. 중심을 잡고 있던 호흡이 풀어지는 순간 근육이 자리하고 있는 곳으로 신체는 움직인다. 그러기에 바른 자세를 유지하기 위해 지속적인 노력이 요구된다.

자세를 바로잡기 위해서 무엇보다도 중요한 것은 균형 잡힌 근육을 만드는 것에 있다. 앞에서도 언급했듯이 신체를 건물에 비교하면, 철근을 세우고 콘크리트를 붓지 않으면 비바람이나 외부의 충격에 쉽게 무너지게 된다. 건물이 오랜 세월 잘 버티게 하려면 철근과 콘크리트 비율이 적당해야 하듯 우리의 몸도 알맞은 근육으로 뼈를 잘 지탱해 주어야 한다. 골격근인 뼈대 근육은 자세를 유지하는 원동력이 된다.

골격근은 자신의 의지에 따라 움직일 수 있는 근육이다. 이것을 '수의근'이라고 한다. 근육의 수축과 이완이 뼈대를 움직이게 하고 그 움직임을 통해 신체의 부분적 움직임과 전체 움직임을 표현할 수 있다. 이러한 근육의 작용은 서 있거나 앉아 있는 등 자세의 유지도 가능하게 한다.

여기에 주목해야 할 것은 근육이 수축으로 자극을 받으면 신체 근육을 더 강화하는 요인이 된다는 것이다. 신체를 움직이기 위해서는 단 하나의 근육의 움직임이 아닌 주동근, 길항근, 협력근 등이 서로 협조하면서 작용을 한다. 이것은 하나의 동작을 할 때도 여러 근육을 강화할 수 있다는 이야기다.

이러한 작용을 근육 움직임에서 예를 들어 설명하면, 팔을 구부리는 동작을 할 때, 상완이두근이 주동근이며 상완요골근과 상완근은 협력근이고, 상완삼두근은 길항근이다. 즉, 팔의 굽힘에 있어 대장역할을 하는 주동근인 상완이두근이 수축을 하면 그에 반대하여 상완삼두근은 이완을 한다. 이렇듯 우리 신체 움직임에 있어 근육의 역할은 중요하다. 한 동작을 할 때 단 하나의 근육만 움직이는 것이 아닌 서로 협조를 통해 이루어지기 때문이다. 따라서 팔 하나 구부리고 펴는 동작에서도 여러 근육을 사용하고 강화할 수 있다는 사실을 잊지 말자.

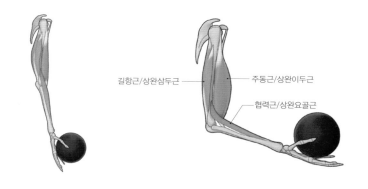

길항근/상완삼두근       주동근/상완이두근

협력근/상완요골근

정리하자면, 주동근은 어떤 움직임을 일으키는 주도적인 근육이다. 이 근육은 힘이 작용되며, 관절의 작용을 일으키기 위해 가장 직접적으로 사용된다. 반면, 길항근은 주동근에 대항하는 근육으로 어떤 움직임을 하려고 주동근이 수축을 하면 반대로 이완을 하는 근육이다. 길항근의 작용으로 관절이 지지를 받고, 정상적인 작용을 하게 된다. 협력근은 주동근과 같은 작용을 하며 주동근을 보조하기 때문에 직접적인 동력으로 사용되지 않지만 두개 이상의 근육이 작용을 한다. 이외에도 중화근은 불필요한 운동을 중화시켜주는 근육이며, 고정근은 효과적인 운동이 되도록 신체를 고정해 주는 것을 말한다.

그래서 특별히 어떤 근육 부분이 약하거나 문제가 발생하면 길항근작용이나 협력근작용이 제대로 움직이지 못하여 안정적인 자세를 유지하기 힘들다. 안정적인 움직임을 유지하기 위해서는 전신 근육을 튼튼하게 만들도록 노력해야 한다. 그러한 노력을 하는 이유는 균형 잡힌 바른 움직임에 매우 중요하기 때문이다.

한 동작을 수행할 때마다 우리는 많은 근육을 사용한다. 이 말을 다시 생각해 보면, 바르지 못한 자세를 계속 유지하면 근육을 그 형태로 자리 잡게 해 더 큰 악순환을 가져올 수 있다는 뜻이다. 호흡과 함께 몸의 중심을 바로잡고 몸 중심 움직임을 통해 바른 근육을 만들어야 하는 이유도 여기에 있다.

춤을 추며 호흡을 통해 몸의 균형을 이루고 움직이며 만들어지는 근육은 신체를 바르게 유지할 수 있게 도와준다. 호흡을 통한 몸 중심 디딤은 자세의 안정화를 가져올 수 있고, 음악을 들으며 음악의 박에 따라 이동하기에 속도감도 균형 있게 만들 수 있다.

그렇기에 호흡을 통해 몸의 중심을 바로잡고 동작을 만들어가는 한국민속춤이야말로 바른 자세를 유지하여 '바른 건강 만들기'에 가장 적합하다.

# 우리 몸 구조는
# 사슬처럼 연결되어 있다

우리는 신체의 연결점을 생각해 본 경우가 그리 많지 않다. 당연히 움직였던 신체이기에 그랬는지도 모른다. 인체 움직임에 있어 가장 많이 사용하고 편리하게 움직이는 팔과 다리의 뼈는 중축골격과 연결되어 있다. 대부분의 사람들은 팔과 다리가 일상에서 많이 사용되다 보니 부속 골격이라 생각하기보다 신체 움직임의 중심처럼 가장 중요하게 여긴다. 그래서 왜 몸통뼈대라고도 불리는 중축골격과 팔다리의 부속골격을 구분하고 이야기하는지 의문을 품을 수도 있다.

몸이 움직여지고 사용되어질 때 어떻게 몸이 움직여지는지 생각하기보다는 팔이 먼저 움직여지고 발을 먼저 움직이려 한다. 손을 사용하는 동작이 많고 이동하는 일들이 많기에 팔과 다리를 사용하는 것이 당연시되어왔다. 또, 팔과 다리에 관절이 있기 때문에 자유자재로 움직일 수 있어 편리하다고 생각하여 사용했는지도 모른다. 하지만 필자는 이런 과정에서 팔과 다리의 과한 사용이 관절에 무리를 주며 몸통뼈대에도 악영향을 미치게 되는 경우를 경험했다. 중축골격의 움직임에 의해 부속 골격이 움직여지지 않고, 부속 골격에 의한 중축골격이 움직여지는 것은 바른 건강을 만드는 것과 거리가 멀어진다.

그러한 이유로 골격을 생각하고 몸의 움직임이 어디에서 시작되고 어떻게 움직여지는지 안다는 것이 무엇보다 중요하다. 인체는 상호의존적인 관계를 가지고 있다. 한 곳에 문제가 생겨 통증이 발생하면 우리 몸은 스스로 보호하기 위한 보상작용이 일어나 정상적인 움직임을 하지 않는 이유도 그래서이다. 중축골격과 부속 골격을 이해하고 움직임에 있어 어떻게 움직여야 신체를 좀 더 효율적이고 편리하게 사용할 수 있는지 관심을 갖고 생활한다면 더 바르고 건강한 몸이 될 수 있다.

우리 신체는 유기적으로 연결되어 있는데 신체를 좀 더 자세히 보면 직립보행하는 사람의 신체 중 무거운 머리는 가장 위에 있다. 그래서 머리를 받쳐주고 있는 척추가 부하를 받게 된다. 신체에 있어 무거운 머리와 가장 가까운 경추는 척추의 가장 윗부분이다. 신체의 자세가 조금만 불안정해져도 머리의 무게 하중은 경추뿐만 아니라 등·허리까지 영향을 미친다. 이러한 증상은 초기에 가벼운 통증으로 시작될 수도 있지만 점점 심각해져 몸통과 연결된 부속 골격인 팔과 다리에도 영향을 미칠 수 있다.

이렇듯 우리 신체는 한 곳에 문제가 생기면 그곳에 문제만이 아닌 다른 부분에도 영향을 미치게 된다. 신체의 구조가 서로 연결되어 있어 한 곳에 문제는 여러 곳의 문제가 될 수 있다는 사실을 기억해야 한다. 부속 골격을 움직일 때 중축골격이 함께 움직여지는 이유도 여기에 있다. 그렇기에 우리는 부속 골격에 의해 중축골격이 움직여지는 것이 아닌 중축골격에 의해 부속 골격이 움직여져야 하는 것이다. 이러한 움직임은 신체를 더 안정화시킬 수 있다는 사실을 이해해야 한다.

신체의 움직임에 있어 이러한 움직임의 원리를 무시할 때 크고 작은 문제가 생긴다. 우리는 신체를 움직이기 편리한 방법으로 몸을 사용하려는 경향이 있다. 어찌 보면 자연스러운 현상이다. 하지만 이러한 편리성으로 인해 몸에 무리가 된다고 생각하는 경우는 많지 않을 것이다. 복잡한 인체의 구조는 사슬처럼 연결되어 있기에 신체가 움직임에 있어 먼저 움직이거나 조금 후에 움직여지는 것에 큰 의미를 두지 않는다. 그리고 신체의 움직임은 순간순간이기에 그 차이점을 몰랐을 수도 있다.

그래서 신체의 움직임에 주목해야 한다. 관절의 움직임이 아닌 중축골격의 근육 움직임과 그에 따른 연결되어 있는 부속 골격 근육의 움직임이 이뤄져야 한다. 신체 움직임은 관절이 있어 편리함을 추구할 수 있다. 하지만 관절은 우리 몸의 움직임의 주가 될 수 없다. 신체의 움직임에 있어 몸 중심 움직임을 통해 근육이 움직여지고 관절이 움직여져야 한다. 이것은 훨씬 더 안정된 움직임을 추구할 수 있고 더 건강한 몸이 될 수 있음을 잊지 말아야 한다.

그리고 관절이 아프면 단지 오래 사용해서가 아닌 무엇이 문제이고 신체에 있어 어떠한 문제점이 있는지 관찰해야 한다. 신체는 서로 연결되어 있으므로 한 곳에 문제가 생기면 그곳에서만 문제를 찾지 말아야 한다. 그곳이 직접적인 문제일 수도 있다. 하지만 그곳에 문제가 생기기까지 꽤 많은 시간이 소요되었기에 인지하지 못한 다른 곳이 더 문제일 수도 있다. 중요한 것은 그 원인이 어디에 있는지 정확히 진단해야 한다. 그것은 치료의 기간을 단축시키거나 치료 효과를 높일 수 있다.

고령화 시대가 되면서 관절이 아픈 사람들이 많아졌는데 거기에는 분명 이유가 있다는 것을 알아야 한다. 무조건 오래 사용해서 당연히 아픈 것이라고만 생각할 일은 아니다. 같은 나이 같은 직업을 가진 사람에게서도 나타나는 현상은 다르기 때문이다. 그렇다. 여기에는 유전적 요인이나 건강상태가 분명히 존재한다. 그러한 조건을 배제하지 않고 같은 조건 속에서도 건강한 상태를 유지하는 방법이 있는지 찾아야 한다.

스스로 자신의 자세는 물론 건강에 도움이 되는 방법을 찾아야 한다. 그것은 바로 팔다리의 움직임이 아닌 호흡과 함께 몸 중심에서 전신으로 뻗어 나가게 되는 움직임이다. 호흡을 통해 흉곽이 확장되고 횡격막이 아래로 내려가 복압이 형성되면 팔과 다리의 움직임에도 영향을 미친다. 이 움직임이 팔과 다리를 통해 손과 발까지 전달되는데 더 큰 에너지를 낼 수 있고 안정적인 자세를 보여준다. 이러한 움직임은 몸 중심 움직임으로 한국민속춤을 출 때 깊은 호흡을 통해 자연스럽게 나타난다. 그렇기에 한국민속춤은 신체를 더 안정적이고 건강하게 만들 수 있다.

# 코어 근육은 움직임의 필수요소다

올바른 신체 움직임을 위해 코어 근육의 중요성을 이해할 필요가 있다. 코어 근육은 움직임의 안정화에 중요한 근육이다. 한 책에서는 "코어를 사용하지 않고 신체를 움직이는 것은 텔레비전 플러그를 꽂지 않고 텔레비전을 보려는 것과 같다."고 했다. 이 말은 신체를 안정적으로 사용하려면 신체 움직임의 시발점은 코어 근육이 되어야 한다는 이야기다. 신체를 움직일 때 코어 근육의 사용은 신체를 훨씬 가볍고 자유롭게 움직일 수 있다.

코어 근육은 신체의 중심에 위치하는 몸통·뼈대에 있다. 코어 근육의 위치는 몸의 가장 중심축이 되는 척추에 '다열근', 몸통 중심을 가슴과 복부로 나누는 '횡격막'과 골반 내 장기 아래에 있는 '골반기저근'이 있고, 복근 심부에 위치한 '복횡근'이 있다. 이러한 코어 근육은 위치에 따라 각각 역할에 조금씩 차이는 있지만 신체의 가장 중심에 자리하여 등, 허리, 복부 등의 신체 정

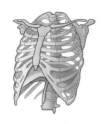

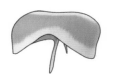

렬을 바로 세우고 내적 힘을 강화해준다.

코어 근육의 하나인 횡격막(thoracic diaphragm)은 가로막이라고도 하며 흉강과 복강 중간인 몸통 가운데에 위치해 호흡할 때 작용하는 근육이다. 횡격막은 늑골 6개와 요추골에 부착되어 배와 가슴을 분리하며 몸통 중앙에 위치해 있다. 호흡을 들이마실 때 횡격막은 수축하며 아래로 내려가 흉강 내 압력을 낮춰주고 폐에 공기가 들어올 수 있게 해 준다. 또한 숨을 내쉴 때 중심의 힘줄도 이완되어 폐에서 공기가 빠질 수 있도록 도와준다.

다음으로, 다열근(multifidus)은 뭇갈래근이라고도 하며 모든 척추의 극돌기 사이에 존재한다. 척추기립근보다 깊숙한 곳에서 척추를 직접 잡아주는 역할을 하여 척추를 안정화한다. 다열근이 활성화되지 못하면 척추의 부상을 당하기도 쉽고 요통이 발생하게 될 가능성도 높다. 이러한 다열근도 호흡과 밀접한 관련이 있다.

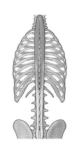

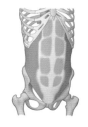

또, 복근 중 가장 안쪽에 위치한 복횡근(thansverse abdominis)은 배의 양쪽에 가로 무늬로 넓게 위치해 있어 배가로근이라고도 불린다. 복횡근은 호흡운동을 도우며 복부 내장 기관의 위치 안정화와 자세 유지에 관여한다. 또, 코르셋 역할을 하는 근육으로 복횡근이 약해질 경우 배가 나오는 경우도 생긴다.

마지막으로 골반기저근(pelvic floor muscles)은 골반저근 또는 골반저부라고도 불린다. 골반 밑 부분에 걸쳐있어 두덩꼬리근, 항문올림근, 꼬리근 및 관련 결합조직의 근육 섬유로 구성된다. 여성은 자궁을 수용하기 위해 남성보다 골반강이 크다. 이러한 골반은 골반 바닥에서 골반강이 분리되어 있어 이 부분 근육이 약하면 배뇨장애 등 여러 가지 기능의 문제를 가질 수 있다.

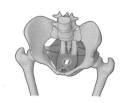

코어 근육은 몸 중심에 있어 등, 허리, 가슴, 복부 등을 관장한다. 그렇기에 코어 근육의 강화는 신체 자세의 안정화뿐만 아니라 내장의 장기 기능도 강화할 수 있다. 또, 코어 근육 중심 움직임을 통한 신체 안정화는 자세를 바르게 하여 몸의 바른 정렬을 가져온다.

움직임뿐 아니라 호흡을 할 때도 코어 근육은 상호작용을 하는데 횡격막이 가장 영향을 받는다. 깊은 호흡을 통해 횡격막이 수축을 하며 아래로 내려가 복강 내 압력과 함께 골반기저근이 수축을 하며 강화된다. 또한 횡격막이 내려가며 가슴우리가 길어질 때 척추를 잡고 있는 다열근도 수축이 이뤄진다. 그리고 흉곽이 벌어지며 복횡근이 감싸주는 역할을 하면서 복횡근을 강화할 수 있다. 근육의 강화는 수축만으로 완성되지 않는다. 근육의 수축과 이완을 통해 근육을 강화시킬 수 있다.

신체의 핵심인 코어 근육은 숨만 잘 쉬어도 강화될 수 있다는 이야기도 있다. 코어 근육은 깊은숨을 들이쉴 때의 수축과 내쉴 때 이뤄지는 이완으로 강화된다. 안정적인 코어를 위해서는 의식적인 호흡이 중요하다. 그래서 깊은 호흡과 함께 추어지는 우리춤이야말로 코어 근육 강화에 최고의 운동이 된다.

# 인체 시스템은
# 따로 또 같이 작용한다

　우리 인체는 여러 시스템이 작용한다. 인체 시스템은 하나씩 따로따로 작용하는 것처럼 보이지만 유기적인 관계를 가진다. 그래서 하나의 기능에 문제가 생기면 비단 그곳의 문제만이 아닌 다른 곳에도 영향을 미치게 된다. 건강한 몸을 유지하기 위해 몸이 보내는 신호를 잘 들어야 한다. 그 몸의 소리에 귀를 잘 기울여 미리 대처하면 몸 상태 개선에 도움이 된다.

　인체를 설명할 때 가장 먼저 이야기하는 부분이 골격계이다. 골격계는 신체의 형태를 만들고 신체를 지지할 수 있게 해 주며 장기도 보호한다. 우리가 생명을 유지하는 데 없어서 안 되는 혈액도 뼈에서 만든다. 뼈에서 혈구(血球)를 새로 만드는 조혈작용(hematopoiesis)은 뼈 중심부 골수(骨髓)에서 혈액이 생성된다.

그러나 뼈도 조혈에 관여하거나 무기질 저장기능이 나이와 노화 속도에 따라 다르다. 그래서 뼈의 노화를 측정하는 대표적인 골밀도 검사에서도 뼈 조직에 있는 뼈 무기질 양을 측정하게 된다. 뼈는 칼슘과 인의 저장고 역할로 몸의 칼슘 중 약 97%가 저장된다. 뼈의 무기질이 낮으면 뼈의 강도가 약해져 쉽게 골절이 발생한다. 나이가 들면서 넘어지거나 작은 충격에도 쉽게 뼈가 골절되는 현상이 발생하는 것도 이러한 이유이다.

뼈의 노화는 관절에도 영향을 주어 관절이 탄성을 잃게 되면 관절 손상에 더 취약해질 수 있다. 그렇기에 뼈의 노화를 방지하고 건강한 뼈를 만들기 위해서는 스스로의 노력이 필요하다. 단지 나이가 드니 노화가 생긴다고 쉽게 지나쳐서는 안 된다. 뼈의 노화의 속도를 줄이기 위해서는 균형 있는 식사를 하거나 칼슘이 풍부한 식품을 섭취해야 한다. 또한 근육과 뼈에 힘을 줄 수 있는 체중부하 운동이 필요하다. 하지만 이러한 운동도 신체에 무리가 간다면 더 큰 문제를 발생시킬 수 있기 때문에 적절한 중강도 운동을 권장한다.

앞에서도 수차례 설명했듯이 근육은 운동을 통해 골격운동의 기본이 되는 것 외에도 여러 신경과 혈관, 내장을 보호하고 열을 발생하여 신체의 항상성을 유지하는 역할을 한다. 특히 허벅지 근육인 대퇴근은 우리 몸 근육의 약 40%를 차지할 정도로 신체에 있어 상당한 비율이다. 이 부분의 근육은 기초대사량을 좌우하고 있어 대사기능에 기여하는 부분이 상당히 크다. 우리가 먹고 남는 음식은 지방으로 저장되는데, 우리 몸의 많은 에너지를 근육이 사용하기에 허벅지 근육이 많으면 당뇨나 고혈압 등의 대사증후군 예방도 가능하다.

인체의 대사기능은 소화기계에서 이뤄지고 부산물들에 의해 여러 기능이 발생된다. 소화기계의 위·장관은 섭취된 음식물을 소화함으로써 에너지와 영양분을 이끌어내며 쓸모없는 부분을 내보내는 역할을 한다. 이렇듯 위장관의 주된 기능은 음식물의 섭취, 소화, 배변이다.

순환계의 기능은 몸 안 각 기관에 영양과 산소, 에너지를 공급하는 것이다. 또한 생명 활동으로 생기는 이산화탄소 노폐물을 호흡기계나 비뇨계통으로 전달하여 몸 밖으로 배출하도록 혈액이나 림프액 같은 체액의 흐름을 담당한다. 이때, 혈액의 순환은 심장의 운동에 의해 이루어진다. 순환되는 혈액은 산소의 운반, 영양의 공급, 대사과정에서 생긴 노폐물의 제거, 체온의 유지, 호르몬의 운반 같은 역할을 한다.

호흡계 또한 산소를 운반할 수 있도록 혈액이나 순환계와 결합하여 작용한다. 호흡계는 폐, 기도, 호흡근의 조절에 관여하는 중추신경계 요소, 흉벽으로 구성된다. 흉벽은 호흡근(횡격막, 늑각근, 복근)과 흉곽이다. 호흡계는 '외호흡'과 '내호흡'으로 나뉜다. 외호흡이란 다른 말로 폐호흡이라 부른다. 체내에 무수한 세포들이 생존을 위하여 대기의 산소를 들이마시고 이산화탄소를 내보내며 가스교환이 이뤄진다. 또, 내호흡이란 다른 말로 조직호흡이라고도 부르며, 조직 모세혈관과 조직세포 사이로 산소와 이산화탄소의 가스교환이 이뤄지는 것을 말한다. 이렇게 호흡은 외호흡뿐만 아니라 내호흡까지 이루어져야 한다. 이러한 호흡의 결과로 불필요한 이산화탄소를 호흡기관을 통해 배출하며 생물이 살아가는 데 필요한 여러 가지 에너지를 내는 것이 호흡의 목적이다.

그리고 이러한 기능을 제대로 사용하려면 호흡기계뿐만 아니라 소화기계, 심혈관계, 림프계도 함께 그 기능들을 이해할 필요가 있다. 즉, 인체의 세포가 에너지를 생성하기 위해 산소와 여러 유기물질이 필요한데 호흡기계를 통해 들어온 산소는 모든 혈관으로 공급된다. 이렇게 혈액을 통해 모든 세포에 산소가 공급되고 생명을 유지하게 된다.

이러한 요소들 외에도 환경으로 자극을 받고 반응을 일으키는 것은 신경계다. 말초신경이 외부 환경에 자극을 감지하고 중추신경계가 행동을 통합하고 제어하여 말초신경계로 전달하면

골격근의 움직임으로 신체활동이 일어난다. 신경계는 교감신경계와 부교감신경계의 지배를 받는데 교감신경계가 발달하면 혈압이 상승하고 혈관이 수축 등을 일으키고 부교감신경계가 발달하면 소화기의 작용을 촉진한다. 따라서 신경계는 소화기계와 순환기계와 직접적인 관련이 있다는 사실을 잘 이해할 필요가 있다.

　이렇듯 인체는 유기적인 관계로 되어있다. 인체 시스템에 있어 골격계, 근육계, 소화기계, 호흡기계, 신경계, 순환계로 하나하나의 기능이 분리되어 보이지만, 이 기능들은 서로 연관되어 있다. 우리 신체에 있어 한 부분이라도 건강하지 못하면 다른 부분에도 영향을 끼쳐 건강하지 못하게 되는 이유도 여기에 있다.

　건강한 신체를 만들기 위해서는 신체의 특정 부분을 강화하기보다는 몸 전체의 건강을 증진시켜야 한다. 어느 한 부분이라도 약해지거나 건강하지 않으면 우리 몸의 기능이 저하된다는 것을 명심해야 한다. 그래서 이러한 부분들을 강화하기 위해서 운동은 필수다. 우리춤은 호흡을 하며 음악과 함께 즐길 수 있는 가장 효율적인 체중부하 운동이다. 자신의 체중으로 자연스러운 몸짓과 함께 부하 운동을 하기 때문에 건강을 지키는 데 최고의 운동이 된다.

PART 3

전인 건강(holistic health)을
느끼기 위한 행동

인간은 같은 나이 같은 일을 한다고 동일한 신체를 가지고 있지 않다. 거기에는 유전적 요인과 환경적 요인을 배제할 수 없다. 하지만, 그것만으로 신체의 건강 이유를 단정 지을 수도 없다. 건강을 만들기 위한 좋은 습관을 쌓아가야 한다.

# 건강한 사람은
# 무엇을 원하는가?

우리의 몸이 건강하다는 것은 단지 신체적인 건강만을 의미하는 것은 아니다. 신체건강과 함께 정신건강뿐만 아니라 심신의 조화로운 건강이 중요하다. 예를 들어, 신체는 건강한데 정신이 건강하지 못하거나, 몸과 정신은 문제가 없지만 마음이 아프거나 불안하다면 문제가 된다. 우리가 건강하다고 말하는 것은 단순히 질병이 없다거나 아프지 않다고 판단하는 것이 아니라, 전인적(holistic)으로 균형이 잡힌 상태를 말한다.

우리는 일반적으로 건강이라고 하면 신체적 건강을 먼저 떠올린다. 몸이 아프지 않아야 그 다음의 문제를 생각하는 경우가 더 많기 때문이다. 신체적으로 건강하다고 하는 것은 아프지 않고 내 몸을 자유롭게 움직이며 일상생활을 하는데 전혀 문제가 되지 않는 것을 의미한다. 따라서 신체가 아프지 않다는 것은 신체에 질병도 없고 통증도 없는 상태이다. 이러한 건강한 생활은 그냥 만들어지는 것이 아니고 늘 자신의 건강을 가꾸어 나가는 수고가 따라야 한다.

우리가 건강한 신체를 위해 하는 행동에는 여러 가지가 있다. 과거부터 "잘 먹고, 잘 자고, 잘 싸야 건강하다."라는 말을 많이 들었다. 과거 이 말을 중요하게 생각했던 사람은 그리 많지 않았을 것이다. 나 또한 그랬다. 잘 먹고, 잘 자고, 잘 싼다는 것은 일상에서 이뤄지는 행동들이기 때문에 누구나 하는 일이라고 지나쳤던 것 같다. 그러나 지금에 와서 보니 잘 먹고, 잘 자고, 잘 싸는 행동이야말로 건강한 몸이 되기 위한 가장 기본적인 요소이다.

'잘 먹는다'는 것은 몸이 필요한 에너지를 얻는 것으로 신체의 움직임과 대사활동에 기초가 된다. 그런데 만약 입맛이 없어 못 먹거나 소화가 안 돼서 못 먹는 경우는 신체의 필요한 에너지를 제대로 보충하지 못하게 되어 문제를 야기한다. 또, '잘 잔다'는 것은 신체가 자는 동안 뇌 시스템과 면역시스템이 작동하여 내일을 준비하게 되는데, 잠을 제대로 못 자면 뇌의 회복이 제대로 이뤄지지 않아 혼동과 혼란의 상태로 내일을 준비하게 된다. 마지막으로 '잘 싼다'는 것은 장 기능이 이상 없이 제대로 작동한다는 것으로 먹은 음식물을 에너지로 사용하고 남은 찌꺼기에 세균이나, 세포 등을 함께 배출하는 것을 말한다. 그래서 변이 제대로 배출되지 못하면 건강에 문제가 생긴다.

이러한 행동들은 현시대에서도 마찬가지다. 과거에 비해 물질적으로 풍요롭고 의료과학이 발달함에 따라 이 진리는 더 부각되고 있다. 과거 사회에서는 잘살기 위해 단순한 생활만 염두에 두었다. 하지만 현대생활에서는 수많은 건강이론과 정보가 홍수처럼 범람한다.

현대는 과학과 의료의 발달로 수명이 연장되었다. 2023년 현재 기대수명은 83.6세이고 2040년의 예측 기대수명은 86.8세이다. 1940년대 평균 수명이 45세인 데 비하면 100년 만에 배 가까이 수명이 늘어났다. 이러한 것은 단지 숫자가 늘어 오래 사는 것에 대한 준비가 아닌 삶과 건강에 대한 생각에도 많은 변화를 준다.

45세와 83세의 삶의 차이는 숫자뿐 아니라 많은 것에 차이를 보인다. 우리는 태어나 영아기, 유아기, 아동기, 청소년기, 청년기, 장년기, 노년기의 삶을 살아가고 있다. 과거처럼 평균수명이 45세였다면 일생에 있어 장년기의 삶은 경험하지 못한 사람도 있을 것이고 노년기의 삶은 대부분 몰랐을 것이다. 그러나 지금은 일생을 살면서 대부분의 사람들이 장년기 삶을 살아가며 노년기의 삶을 경험하는 사람들도 많다. 또, 인생의 1/3 이상을 노년으로 보내는 사람도 늘어나고 있다. 이러한 경험은 삶에 대한 생각이 바뀌고 아프지 않고 오래 살 수 있는 건강수명에 대해서도 고민하게 되었다.

인체는 평균적으로 25세가 되면 노화가 진행된다. 노화란 신체의 구조와 기능이 나이가 들어감에 변화하는 현상으로 외적으로는 주름이나 흰머리가 생기고 뱃살이 늘어나는 것이다. 신체적으로 뼈의 밀도가 낮아져 골다공증이 생기기 쉬우며, 근육이 줄고 지방이 늘어나는 것뿐만 아니라 호르몬 변화가 나타나 질병 환경에 노출되기 쉽다. 그 외에 청력이 안 좋아지고, 시각이나 후각의 기능도 감퇴하며 기억력도 전반적으로 낮아진다.

하지만 이러한 노화 현상이 누구에게나 동일하게 찾아오는 것은 아니다. 나이가 같다고 동일한 속도의 노화를 경험하지 않는다. 누구에게나 찾아오는 노화이지만 나이가 들면서 나타나는 생리적 변화를 최소화할 수 있는 성공적인 노화가 있을 것이고, 유해환경이나 질병에 의해 촉진되어 나타나는 노화도 있다. 그래서 나이가 들어감에 따라 일반적인 변화를 느끼는 경우도 있고, 정상노화보다 같은 나이라도 젊게 느껴지는 사람도 있다. 또, 나이보다 늙어 보이거나 같은 일을 하더라도 더 힘들어하는 경우도 있다.

 노화의 원인에는 유전적 요인, 환경적 요인, 생활습관 요인 등이
있다. 그중 생활습관 요인이 절반 이상의 영향을 미친다. 타고난
것과 환경이 안 좋아도 어떻게 생활하느냐에 따라 변화시킬 수 있
다. 아무리 건강하게 태어났더라도 생활습관이 좋지 않으면 건강
하게 살지 못한다. 우리는 건강하고 빨리 늙지 않기 위해 건강한
생활습관으로 개선하는 노력을 해야 한다.

# 좋은 습관이 쌓일수록
# 건강도 더해진다

　최근 건강을 유지하기 위해 노력하는 행동을 뒷받침하는 여러 학설이 많다. 그 정보들로 인해 조금 더 젊고 건강해지기 위해 다양한 방법들을 찾고 선택하여 생활하는 노력이 많아지고 있다. 하지만 노력은 일회성이나 단발성이 아닌 지속되어 습관화되어야 한다. 그럼 우리는 건강해지기 위해 어떠한 습관들을 실천해야 하고 또, 그러한 것이 건강에 미치는 영향이 무엇인지 알아보자.

　첫째, 사람은 잘 먹는 것이 건강을 유지하기 위해 무엇보다 중요하다. "음식은 보약이다."란 말이 있듯이 영양의 공급은 인체가 에너지를 내는 데 기초가 되기 때문에 부족하면 우리 신체가 움직이는 데 문제가 된다. 하지만 최근 먹는 것이 더 강조되어 음식뿐 아니라 다양한 보조식품까지 따지지 않고 먹는 경우가 많아졌다. 어찌 보면 영양부족보다 영양과잉이 더 많을지도 모른다. 이런 상반된 현실 속에서 알맞게 잘 먹는 것은 무엇보다 중요하다. 내 몸이 필요로 하는 알맞은 음식을 선택하여 적당히 섭취하는 것을 간과하지 말아야 한다. 그리고 섭취된 음식물이 내 몸의 대사기능에 의해 제대로 작용하여 에너지를 내는 것도 중요하다. 이러한 작용이 잘 되도록 다양한 식품군의 음식물 섭취와 함께 소화가 잘 되도록 노력해야 한다.

둘째, 과거에 언급된 내용 중 "잘 싸는 것"은 현시대에 더 중시되고 있다. 단지 잘 배설하는 것뿐만 아니라 장내 세균에도 관심을 가져야 한다. 또, 최근 장과 뇌의 연관성이 있다는 연구도 많이 보고되고 있다. '장뇌 축(Cut-Brain-Axis)'이란 용어처럼 장내 미생물은 장신경계와 중추신경계가 상호작용하는 데 영향을 미친다는 이론이다. 장이 제2의 뇌 역할을 할 만큼 중요하다. 그래서 장이 달라지면 뇌도 달라진다. 이러한 이유는 과거에는 대변을 단지 음식물 찌꺼기라고 생각했지만, 작금의 시대는 노폐물 배출과 장내세균에 관해서도 중요하게 다루어진다.

장내 미생물의 환경을 건강하게 만들어야 장도 튼튼하고 몸의 전반적인 건강도 지킬 수 있다. 즉, 음식물을 섭취하여 소화 흡수되고 나머지는 배설이 되어야 하는데, 환경이 제대로 되지 않으면 장내 '활성산소'와 '최종 당화 산물'이 많아지고 부패균인 유해균이 늘어난다. 유해균은 세포의 노화를 촉진하고 다양한 질병과 연관성을 갖게 한다. 또 만성 스트레스를 발생하여 정신건강 문제를 초래할 수 있다. 우리는 건강한 장을 만들기 위해 노력해야 한다. 그 방법은 식이섬유가 풍부한 음식을 섭취하거나 장의 활성화를 위해 힘을 기울이는 것이다.

셋째, "잠이 보약이다."라는 말은 과거부터 흔히 들었던 건강을 유지하기 위해 중요한 요소이다. 잠을 자는 것은 단순히 쉬는 것을 의미하지 않는다. 잠을 자는 동안 우리 뇌는 휴식을 취하고 다양한 호르몬이 분비된다. 우리는 잠을 자면서 꿈을 꾸는 낮은 단계의 수면과 꿈을 꾸지 않는 깊은 단계의 수면을 취한다. 꿈을 꾸는 잠은 정신적 갈등이 해소되며 뇌혈류가 증가하고 신경발달이 촉진된다. 반면 더 깊은 단계인 꿈을 꾸지 않는 단계는 신체적 에너지 보충시간으로 근육의 이완이 이뤄지고 면역증강을 돕는 호르몬이 분비되어 면역력을 높여준다. 그러므로 우리는 잠을 잘 자기 위해 숙면에 도움이 되는 습관을 만들어가야 한다.

넷째, 현대생활에 있어 운동은 선택이 아닌 필수로 '운동의 생활화'가 필요하다. 운동을 하여 근육의 손실을 예방하고 강화하는 것은 건강한 삶을 위한 가장 기본적인 사항이다. 근육은 우리 신체에 있어 매우 중요한 역할을 한다. 근육이 부족해지면 그

공간을 지방이 채워 우리 몸은 비만해지고 각종 질병에 노출되기 쉽다. 최근 연구에 따르면 근육지방이 내장지방이나 간지방보다 사망위험이 높다는 연구도 발표되었다. 근육의 중요성을 잊지 말고 운동의 생활화를 실천하자.

다섯째, 스트레스가 지속되지 않도록 해야 한다. 스트레스는 만병의 근원이다. 하지만 현대를 살아가면서 우리에게 스트레스는 피할 수 없는 숙명이다. "피할 수 없다면 즐겨라."란 이야기가 스트레스를 대처하는 가장 좋은 방법이 아닐까 생각한다. 그렇다고 우리가 받는 스트레스는 무조건 나쁘다고만 할 수 없다. 어떤 스트레스는 긍정적 에너지로 삶의 원동력이 될 수도 있고, 그 반대로 부정적 에너지가 되어 인체에 악영향을 미치게 될 수도 있다. 이러한 스트레스를 어떻게 바꾸며 살아갈지는 자신의 생각과 노력에 달려 있다. 스트레스를 긍정적 에너지로 바꿀 수 있는 힘을 키우자.

여섯째, 많이 웃어야 한다. 웃음이 만병통치약이란 이야기가 있다. 그리고 억지로라도 웃으라는 이야기도 들어봤을 것이다. 하지만 억지로 웃는 것이 도움이 될지 의심을 품는 사람도 있을 수 있다. 그러나 웃는 표정만 지어도 몸에서는 세로토닌이 분비된다. 진짜로 웃을 때의 90%의 효과가 있다고 하니 웃음의 진위와 상관없이 웃는 것 자체로 건강에 도움이 된다. 우리가 10분동안 웃을 때 40kcal 정도가 소모되는데 이것은 윗몸일으키기를 25개 정도 한 효과라 한다. 또, 세로토닌 외에도 도파민, 엔도르핀 같은 물질이 분비되어 스트레스를 해소할 뿐 아니라 건강 생활에 도움이 되니 일상에서 많이 웃도록 노력하자.

일곱째, 체온을 올려야 한다. 체온을 1℃만 올려도 면역력은 5배가 증가한다는 이야기가 있다. 우리 인체에 있어 면역력은 무엇보다 중요하다. 일반적인 상황에서 자신의 체온은 36.5℃라 생각하는 사람들이 많다. 하지만 실제로 이보다 낮은 경우도 많다. 지난 수십 년간 데이터를 확인해 보면 평균체온이 조금씩 떨어지고 있다. 그리고 현대인들은 36.5℃를 유지하지 못하는 사실상 '저체온증'인 사람도 많다. 체온이 1℃가 떨어지면 면역력은 30%, 기초대사량은 12%가 떨어진다. 지금부터 체온을 올리고 유지하기 위한 생활습관을 갖도록 노력해야 한다. 체온을 올리는 방법은 옷을 입거나 따뜻한 물에 목욕하는 등 다양한 방법이 있지만, 운동을 통해 근육량을 늘려주는 것이 지속적인 체온 유지에 도움이 된다.

여덟째, 금연과 금주를 실천해야 한다. 누구나 흡연과 음주가 건강에 해를 미친다는 사실을 알고 있다. 그러나 질병이나 특별한 증상이 없다면 적당한 흡연과 음주는 괜찮다고 생각하는 것이 일반적이다. 또, 사회생활을 하다 보면 회식문화와 함께 음주를 하는 건 하나의 일상이 된다. 이러한 상황에서 술을 못하는 것이 하나의 민폐로 비치기도 한다. 하지만 음주와 흡연은 식도암, 췌장암 등 각종 암을 유발하고 고혈압, 심장병 및 뇌혈관질환 등의 질병으로 건강을 지키는데 최대의 적이 될 수 있다. 그러므로 금주나 금연이 불가능할 경우라면 음주량과 음주 횟수를 줄여야 하고 금연은 반드시 실천해야 한다. 이러한 노력은 건강 생활 실천을 위해 꼭 필요하다.

이 행동들은 일상에서 의지만 있으면 얼마든지 실천할 수 있다. 이 생활을 습관화한다면 건강한 신체를 만드는 데 무리가 없을 것이다. 또, 몸속 세포들에도 영향을 미쳐 건강한 노년을 만들어가는 데 더할 나위 없이 좋은 행동이다. 이외에도 건강 생활을 위한 자신만이 추구하는 습관들이 있을 것이다. 과학이 발달하고 정보의 홍수 속에 살고 있는 현시대는 정보를 얼마나 가졌는지가 중요하다. 하지만 우후죽순으로 쏟아지는 정보 속에서 자신의 몸 상태에 맞는 알맞은 건강법을 선택하는 것도 반드시 필요하다.

전인적 건강을 위해 일상의 삶 속에서 앞서 이야기한 내용들을 잘 실천하는 노력이 필요하다. 앞에서도 언급했듯이 몸은 25세를 전후하여 노화가 진행된다. 하지만 노화는 누구에게나 동일하게 일어나는 것은 아니다. 좀 더 건강한 신체와 세포를 가지려면 올바른 생활습관들을 반드시 실천해야 한다. 이러한 실천들은 신체뿐만 아니라 정신건강과 마음의 건강에도 영향을 미친다. 몸에 좋은 생활습관, 정신에 좋은 생활습관, 마음에 좋은 생활습관이 따로 분리되어 있는 것이 아니다. 우리 몸이 유기적으로 연결되어 있듯이 우리 몸에 좋은 것은 정신건강에도 좋고 마음도 좋게 한다.

# 마음의 그릇은
# 건강한 삶에 어떠한 의미인가

인간은 사회 속에서 존재한다. 사람들과 더불어 살아가면서 상처도 받고 위안도 얻는다. 같은 조건, 같은 환경일지라도 어떤 사람은 작게 느끼거나 스트레스를 받지 않는 반면, 어떤 사람은 절망을 느낄 만큼 고통스러워할 수도 있다. 이러한 외부적인 환경에 영향을 받지 않으려면 마음의 근육을 키워야 한다. 뿐만 아니라, 타인을 배려하고 이해할 줄 아는 역지사지의 마음으로 이타적인 삶을 살아가야 할 것이다.

마음의 근육이란 크고 작은 고난을 스스로 이겨내는 회복 탄력성으로 꾸준하게 체력을 향상하듯 마음의 근육도 향상시킬 수 있다. 회복탄력이 높은 사람은 어렵고 힘든 일과 맞닿더라도 역경을 이겨내고 다시 제자리로 돌아오는 힘을 가지고 있다. 그

힘은 삶을 살아가는 데 무엇보다도 중요하게 작용한다. 운동을 통해 몸의 근육을 키우듯 훈련으로 마음의 근육도 향상시켜야 한다. 마음의 근육을 키우는 방법들에 대한 정보를 얻고, 실천으로 옮겨 올바른 생활습관을 가지기 위해 다음과 같은 다섯 가지에 주목할 필요가 있다.

첫째, 어려움이 닥쳤을 때 그 상황을 받아들이고 문제 해결점을 찾는다. 안 좋은 상황에서도 그나마 좋은 점이나 다행인 점은 꼭 있기 마련이므로 그러한 점을 찾는 것이다. 예를 들어 다쳤을 때, 속상하다고 한탄만 하기보다는 조금 다친 것에 감사하고 치료 방법을 생각할 줄 아는 것이 더 중요하다. 부정적인 생각을 긍정적인 생각으로 바꾸면 스스로 마음을 조절할 수 있게 된다.

둘째, 실패를 두려워하지 말아야 한다. 실패가 두려워 도전하지 않는다는 것은 성공할 기회도 가질 수 없다. 또, 실패에 대한 두려움으로 마음이 힘들어지면 "실패는 성공의 어머니"란 속담처럼 실패가 성공을 위한 밑거름이란 생각으로 관점을 바꾸는 것이 중요하다. 실패를 거듭하게 되었을 때 다시 도전하며 실패를 통해 교훈을 얻어야 한다. 그리고 두려움을 내려놓고 다시 도전하는 것으로 스스로를 북돋아 주며 나 자신에게 스스로 상을 주는 것으로 관점을 바꾼다.

셋째, 작은 목표를 달성하고 기념한다. 성취를 경험하면 자신감이 생기고 그것은 자존감으로 연결된다. 우리의 삶에 있어 크고 작은 성공과 실패를 경험하게 된다. 실패했을 때 포기하지 않고 또다시 도전하는 것은 성공의 맛을 보기 위한 노력이다. 실패를 경험했던 사람이 성공을 경험하게 되면 더 큰 기쁨을 느끼게 된다. 그러므로 실패를 경험하는 것도 중요하듯 성공의 경험도 중요하다. 작은 목표를 세워 성취 후 기쁨과 행복감을 느끼게 된다면 도전에 대한 두려움의 부정적 사고는 멀어진다.

넷째, 내려놓음은 진정한 자유를 느낀다. 균형 잃은 집착은 스스로를 스트레스 속에 가두게 된다. 원하거나 생각한 것을 얻지 못했을 때 스트레스를 받는데 이러한 것은 일뿐만 아니라 사람 사이에서도 일어나는 현상이다. 타인에게 인정받으려는 욕구가 강하면 자신을 스스로 옥죈다. 또, 타인에게 미움을 사지 않으려고 타인의 눈치를 보며 행동하는 경우도 있다. 하지만, 나를 좋아하는 사람이 있으면 좋아하지 않는 사람도 있다. 이것을 자연스럽게 받아들이면 된다. 그리고 모든 것을 하려고 하지 말고, 내가 할 수 있는 것과 할 수 없는 것을 구별하여 결정하는 용기를 가져야 한다.

다섯째, 도움을 청할 수 있어야 한다. 도움이 필요할 때면 쑥스러워하거나 창피해하지 말고 도움을 요청한다. 그리고 나의 도움이 필요한 경우에는 도움을 주는 생활을 실천해야 한다. 세상은 혼자서 살 수 있는 것이 아니다. 지금 당장은 도움이 필요 없고 혼자서 할 수 있을 거라 생각하지만 세상일은 아무도 알 수 없다. 내가 작은 도움을 준 사람에게 오히려 더 큰 도움을 받을 수도 있다. 도움을 주고받으며 더불어 살아갈 때 풍요로운 마음을 갖게 된다.

건강을 이야기한다는 것은 신체, 정신, 마음의 온전한 건강이다. 그러기 위해서는 건강 생활을 실천해야 한다. 어느 한 부분이라도 건강하지 못하다면 진정한 건강이라 말할 수 없기 때문이다. 단지 한 부분만을 강조하는 것이 아닌 어느 한 부분도 소홀하지 않기 위해 노력하는 삶이야말로 참 건강, 바른 건강이 된다.

# 습관적인 움직임이
# 몸을 만든다

몸을 사용하면서 신체의 움직임에 대해 생각하는 경우는 많지 않다. 신체의 움직임이 일어날 때 힘의 근원이 어디인지? 몸을 움직이는 시발점이 어디인지 찾기보다는, 늘 사용하던 익숙한 움직임에 의해 자신에게 편한 움직임을 사용하는 경우가 대부분이다. 몸이 아프지 않은 경우라면 더 그럴 것이다. 늘 사용하던 움직임이 익숙해져 그대로 습관화된다.

사람마다 가지고 있는 회복력이 다르고 신체 형태가 다르기 때문에 몸을 제대로 사용하지 않는다고 해서 누구에게나 큰 문제가 일어나는 것은 아니다. 하지만 바르지 못한 방법으로 몸을 장기간 사용하면 신체는 그 움직임에 맞춰 변형된다. 그리고 그 움직임으로 인해 신체에 악영향을 미치는 경우도 생긴다.

과거 수술 후 재활치료를 경험했을 때 의사 선생님의 말씀이 몸에 대한 생각을 바꾸게 된 시발점이 되었지만, 그때는 알지 못했다. 지금 생각해 보면 그때의 재활치료법은 레그익스텐션이었던 것 같다. 아픈 왼쪽 다리에 고정 장치를 달고 다리를 쭉 폈다 다시 내리는 것을 반복했는데 그 과정이 너무 힘들었다. 아픈 다리에 왜 운동을 해야 하는지에 대한 의문이 생겼고 의사 선생님께 이유를 여쭈었다. 선생님은 관절이 약하기에 관절 주변 근육이 강화되어야 다리를 사용하는 데 무리가 덜 생기고 잘 사용할 수 있다고 말씀해주셨다. 하지만 이때만 해도 아프지 않은 것이 중요했고, 하고 싶은 것을 할 수 없다는 것이 더 슬펐기에 그 이야기는 그다지 중요하지 않았던 시절이었다. 단지 아프지 않기 위해 해야 한다고 하니 필요한 처치라 생각하고 했을 뿐이다.

다행히 시간이 지나 조심스레 다시 춤을 출 수 있게 되었다. 그러나 춤을 추며 무릎 통증이 조금씩 나타날 때마다 걱정은 배가되었다. 다시 춤을 출 수 없을지도 모른다는 걱정에 과거 의사 선생님 말씀이 문득 떠올랐다. 그래서 근육을 강화해야 한다는 생각과 함께 다리를 최대한 아끼고 보호하면서 춤을 추어야겠다는 막연한 생각을 했다.

의도하지 않았지만, 스스로 보상작용으로 아픈 왼쪽 다리보다 오른쪽 다리에 더 힘을 주며 나도 모르게 왼쪽 다리를 아끼고 있었다. 그러다 보니 오른쪽 다리가 왼쪽 다리보다 굵어져 바지를 입었을 때 왼쪽 바지통보다 오른쪽 바지통이 더 낀다는 느낌을 받았다. 그러나 당장 다리가 덜 아픈 것이 더 중요했기에 시간이 지나고 통증이 사라지면 괜찮아질 거라고 생각하며 대수롭지 않게 여겼다.

이러한 생각은 착각이었다. 다리를 쓰면 쓸수록 다리 굵기의 차이는 줄지 않고 점점 더 심해졌다. 뿐만 아니라, 어느 날 엄마가 내 뒤에서 걸으시다 내가 다리를 절면서 걷는다고 말씀하시며 "혹시 다리가 많이 아프냐?"고 물으시는 것에 놀라지 않을 수 없었다. 나 스스로는 그 부분을 인지하지 못했다. 왼쪽 다리가 조금씩 아프긴 했지만, 다리를 절 정도의 통증이라 생각하지 않았기에 내가 다리를 전다는 사실을 몰랐다. 단지 왼쪽 다리가 오른쪽 다리보다 가늘다는 생각을 했을 뿐 그 이상의 의미를 갖거나 이유에 대해서는 생각해 본 적이 없기 때문이다.

이 일은 나에게 충격이었다. 내가 다리를 절고 있다고 생각한 적이 한 번도 없었기 때문이다. 걸으면서는 나의 모습을 볼 수 없지만 춤을 출 때 거울을 통해 늘 모습을 보기에 걸을 때 다리를 전다는 사실에 놀라지 않을 수 없었다. 춤출 때 괜찮은 다리가 일상생활에서 다르게 보인다는 것은 몸을 사용하는 데 문제가 있다는 이야기다.

이 사건이 내가 춤을 출 때 쓰는 몸과 일상에서 사용하는 몸에 대해 다시 생각하게 된 계기가 되었다. 단지 아프지 않고 춤추는 것에만 온 신경을 쏟았던 시기였기에 이런 문제가 있을 줄은 몰랐다. 통증이 줄어드니 내가 생각하고 실천하는 것을 하나의 진리처럼 생각했는데, 뭔가 잘못되었음을 깨달을 수 있었다.

# 바른 춤 움직임이
# 건강의 지름길이다

일상의 움직임과 춤을 표현하는 방법에 대해 다시 생각했다. 춤 동작에 대해서도 더 집중하게 되었다. 단지 음악에 맞춰 춤을 추며 좋아하던 부분만이 아닌 춤을 출 때 사용되는 몸동작에 대해 계속 의문을 가졌다. 그리고 동작이 만들어지는 과정에 대해서도 좀 더 깊게 생각하고 연구했다. 춤을 출 때 바른 몸을 사용하면서도 그 동작들이 만들어지는 원리에 대해 잘 모르고 있다는 생각도 들었다. 그러면서 음악과 함께 호흡을 통해 만들어진 바른 몸의 움직임 동작을 단지 춤이라는 틀로 가두어 두었을지도 모른다고 생각했다.

이러한 의문이 지속되면서 작은 문제의 실마리들이 하나씩 풀려 나가기 시작했다. 또 춤추는 내 몸에서도 변화를 느끼게 되었다.

또, 수업을 하면서도 우리춤의 기본이 되는 호흡에 대해 좀 더 구체적으로 설명하며, 움직임들을 좀 더 세밀하고 쉽게 이야기할 수 있었다. 여기에 다시 시작한 공부가 증폭제 역할을 했다. 공부를 하면서 신체에 관해서도 많은 관심을 가지게 되었다. 뿐만 아니라 여러 매체를 통해 얻은 건강에 관련된 정보를 흘려보내지 않고 그것에 대해 점점 알아가려는 부분이 많아졌다. 춤뿐만 아니라 신체에 대해서도 더 많은 관심을 가지게 되니 막연하게만 생각되었던 부분이 채워질 때마다 열정은 더 커졌다.

그러면서 춤에서 발견한 신체 움직임을 일상에도 적용하게 되었다. 이런 이야기를 하면 의문을 갖는 이들이 많을 것이다. 혹자는 춤은 호흡과 함께 장단에 맞춰 추는 예술이고 움직임은 일상인데 그것을 어떻게 비교하고 같은 방법으로 이야기하는지에 대한 반감을 갖는 이들도 있을 것이다. 하지만 필자는 여기서 생각의 전환이 필요하다고 말한다.

우리 몸을 최고의 악기라 생각해 보자. 바이올린은 바이올린만의 소리를 내고, 플루트는 플루트만의 소리를 낸다. 또, 아쟁은 아쟁 소리를 내고 대금은 대금만의 소리를 낸다. 하지만 그 소리들은 한 가지 음만을 내지 않는다. 음역대와 빠르기에 따라 차이를 낼 수 있다. 연주자나 연주 기법에 따라 얼마든지 다양한 소리를 구사할 수 있다. 그렇다고 바이올린이 아쟁 소리를 낼 수 있는 것은 아니고 플루트가 대금 소리를 낼 수 있는 것도 아니다.

우리 신체도 그런 맥락에서 보면 된다. 신체가 움직이는 기본원리는 하나다. 단지 거기에 호흡의 깊이나 장단에 따라 움직임의 속도가 달라지고 움직임의 깊이가 달라져 다른 느낌을 표현하지만 기본적인 움직임 방법은 같다.

이런 이야기의 이해를 돕기 위해 앞에서도 신체에 대해 많은 언급이 있었다. 이러한 언급을 통해 우리는 신체에 대해 이해하고 일상에서의 신체 움직임과 춤출 때의 움직임이 같다는 말에 어느 정도 귀를 기울일 수 있을 것이다. 우리 신체가 어떻게 움직여지고 그 움직임은 신체에 어떤 영향을 미치는지 알아보자.

우리춤을 출 때 가장 많이 하는 이야기가 "호흡해야 한다."는 것이다. 그러나 춤추는 사람들 중에는 동작을 표현할 때 장단에 따라 호흡의 깊이를 조절하면서 춤추는 사람도 있을 것이고 춤추는 과정에서 호흡이 어떻게 연결되는지 모르는 사람도 있다. 또, 호흡이라 하면 일상에서 무의식적 숨쉬기를 떠올리는 경우도 많다.

호흡의 종류에는 흉식호흡과 복식호흡, 그리고 단전호흡이 있다. 이 중 춤을 출 때 가장 기본이 되는 호흡은 단전호흡이다. 단전호흡은 코로 들이마신 깊은 호흡을 하단전까지 전달하는 호흡으로 복강 내 압력을 높여준다. 이러한 호흡 방법으로 코어 근육의 움직임이 일어난다. 여기서 말하는 코어 근육은 횡격막, 복횡근, 다열근, 골반기저근을 말하는데 단전호흡으로 강화할 수 있다. 그래서 단전호흡을 하며 추는 우리춤은 코어 근육에 의해 움직임이 시작된다.

우리춤 움직임을 통해 코어 근육이 강화되고 신체 움직임을 안정화시킬 수 있는 이유이기도 하다. 또, 춤 속에서 신체는 좀 더 유연하고 물 흐르듯 자연스럽게 움직이게 된다. 이 움직임은 관절에 의한 움직임이 아닌 호흡에 의해 근육이 움직여지며 중축골격에 의해 부속 골격으로 전달되어 손과 발까지 이어져 아름다운 선을 보여준다.

그래서 일상에서 바른 자세로 신체를 움직이기 위해서는 춤을 출 때 깊은 호흡을 통해 하단전에 복압이 높아져 코어 중심으로 신체를 움직이듯 일상에서도 이러한 움직임으로 신체를 움직여야 한다. 이러한 움직임은 골격 중심이나 관절 중심의 움직임이 아닌 코어 근육 중심 움직임으로 움직임이 시작된다. 이 움직임은 관절에 무리가 가지 않고 근육을 강화하며 신체 움직임을 안정화시킬 수 있다. 이 '몸 중심 움직임'을 일상에 적용한다면 신체에 무리를 주지 않으며 더 건강한 신체를 유지할 수 있다.

# 몸 중심 움직임이
# 건강 유지에 왜 중요한가?

　신체를 움직일 때 신체의 구조나 움직임 원리를 생각하는 경우는 많지 않다. 단지 일 처리 과정 속 동작으로 몸을 빠르게 움직이고 정확한 동작을 구사하기 위해 노력하는 경우가 많다. 빠르게 몸을 사용하기 위해 몸의 구조적 기본이 되는 사용방법을 무시하고 편리성을 추구하다 문제가 되는 경우도 있다.

　몸에 대해 깊이 생각하는 사람은 많지 않다. 몸의 기본이 되는 움직임은 어떠한지, 또 자신이 어떠한 움직임을 하고 있는지 관심을 둔 경우도 흔치 않을 것이다. 아이는 태어나 성장하면서 배우고 익힌 동작에 의해 엄마 배 속에서 생활할 때의 자연스러운 움직임을 잊고 살아간다. 이렇게 숙달된 동작을 너무 당연하게 생각했는지도 모른다.

아이의 움직임과 어른의 움직임을 생각해 보자. 이것을 왜 비교해야 하는지 의문을 가질 수도 있다. 이러한 과정에서 아이의 움직임을 바르다고 생각하기는 쉽지 않다. 어른의 움직임이 더 세련되고 편리하며 많은 것을 할 수 있으니 이것이 옳다고 생각하는 사람들이 대부분일 것이다. 그리고 움직임이 왜 문제가 되고 무엇 때문에 아이와 어른의 움직임을 말하는지 의아하게 생각할 수 있다.

아이는 몸 중심의 움직임을 한다. 생명체에서 아이로 자라기 위해 탯줄을 통해 엄마에게서 모든 영양분을 공급받는다. 탯줄은 노폐물을 배출하고 호흡도 할 수 있게 하므로 아이의 호흡 근본은 배에 있고 모든 움직임도 배가 중심이 된다. 그렇다고 아이가 태어나자마자 몸 중심으로 잘 움직일 수 있는 것은 아니다.

엄마의 자궁 속에서 자란 아이가 태어나 뼈와 근육이 발달하고 중력에 적응하며 걷기까지 무수히 많은 시행착오를 거치며 일어서고 걸을 수 있게 된다. 이러한 움직임은 약간 뒤뚱이는 모습을 보이지만 몸 중심의 움직임이 기본이 된다. 그래서 어린아이들이 스스로 의자에 앉게 되었을 때 허리가 곧고 바른 자세를 취하게 된다.

하지만 아이도 머리가 발달하고 생각을 하며 요령이 생기고 점점 편리한 움직임에 익숙해지면서 자연스러운 움직임보다 편리성을 추구하는 움직임으로 변화한다. 모든 편리함이 다 좋은 것은 아니다. 빠르게 한다고 다 잘하는 것은 더더욱 아니다. 천천히 순리대로 하면 느리고 답답해 보일 수 있지만 지나고 보면 정확한 경우가 많다. 우리의 몸도 마찬가지이다.

아이 때 배로만 하던 호흡과 달리 대부분 성인이 되면 복식호흡과 흉식호흡을 병행할 수 있는데 흉식호흡을 하는 경우가 많다. 이러한 호흡은 단전에 힘이 빠지게 되는 원인이 된다. 점점 복부에 힘이 빠져 자세도 흐트러진다. 그래서 나는 어린아이의 호흡처럼 복식호흡을 통한 몸 중심 움직임을 강조하고자 한다. 이 움직임의 근본은 복부 중심에 있다.

복부 중심의 움직임은 신체를 안정시킨다. 우리 신체는 유기적으로 연결되어 있고 연결된 신체처럼 움직임도 그렇다. 신체 움직임에 대해 생각해봐야 한다. 움직임의 시초가 어디에 있는지? 어디서부터 움직여야 하는지? 이런 생각들은 신체 움직임에 있어 긍정적인 역할을 한다. 복부 중심의 움직임은 몸 중심의 중축 골격인 몸통이 먼저 움직여지고 그 움직임이 부속 골격으로 이어져 손·발까지 연결된다. 그러기 위해서는 몸의 중심이 무너지지 말아야 한다.

몸의 중심이 무너지지 않으려면 하단전에 중심을 잡고 있어야 한다. 옛 어른들 말씀에 "사람이 뱃심이 있어야 한다."고 했다. 나는 어린 시절, 이 속담을 들었을 때 뱃심이라 하면 밥을 많이 먹고 배가 든든해야 한다고 생각했다. 그러나 지금에서 보면 뱃심은 하단전에 복압을 높여 코어 근육인 횡격막, 복횡근, 다열근, 골반기저근이 강화되고 자세가 반듯하게 하는 것이라 생각된다. 이러한 자세에서 나오는 움직임이 자세를 더 반듯하게 하고 신체 움직임에 안정성도 높일 수 있다.

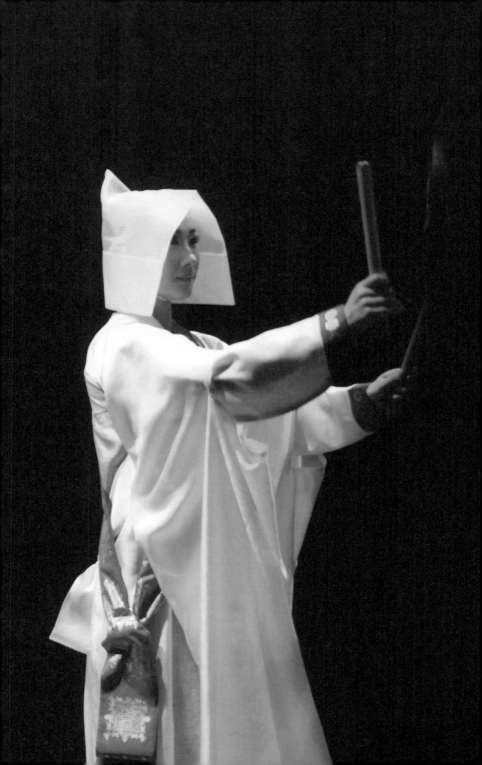

# PART 4

# 춤이 건강을 주다

춤은 자연스러운 몸짓과 장단이 어우러져 표현되는 예술이다. 우리춤의 동작 하나하나에 과학적 원리가 숨어져 있다. 이러한 춤의 과학적 원리와 예술적 가치가 접목되면 건강이라는 보물을 찾게 된다. 더욱이 음악과 함께 호흡을 통한 춤 동작의 움직임은 아름다움을 만들고 건강을 지킨다.

# 호흡이 춤 동작을 만든다

춤은 호흡을 통해 이뤄지므로 머리부터 발끝까지 유기적인 움직임이 신체 한 부분도 사용하지 않는 부분이 없는 전신운동이다. 이러한 움직임은 음악을 듣고 감정을 느끼며 몸으로 동작을 표현할 때, 호흡을 통해 몸의 중심을 잡고 균형감을 높여준다. 몸 중심 움직임이 팔다리 움직임으로 전달되어 손발을 사용하게 되면서 수많은 근육이 강화된다. 몸 중심의 움직임은 방사형으로 확장되고 증폭되어 몸의 모든 부분을 강화하여 신체의 근육뿐만 아니라 몸의 움직임의 시초가 되는 코어 근육을 강화하는 데 중요한 역할을 한다.

호흡은 우리가 춤을 출 때 끊임없이 이뤄진다. 이것은 무의식적으로 이뤄지는 호흡체계와 달리 의식적으로 이루어지는 호흡으로 코로 깊은숨을 들이쉬면 횡격막이 내려가고 숨을 내쉬면 횡격막이 올라가 폐를 발달시키고 복부와 하단전에 의식을 가져와 복압을 증가시킨다. 이 호흡법은 가슴호흡이 아닌 단전호흡으로 하단전에 의식을 집중한 상태에서 호흡을 통해 에너지를 모으고 인체의 안정화를 가져오게 된다. 이러한 안정화는 신체의 움직임에 있어 동작의 완성도를 높일 수 있다.

춤을 출 때 하는 단전호흡이란 과연 어떤 호흡일까? 단전이라는 것에 대한 정확한 정의나 위치에 대한 것이 책마다 차이도 있고 사람마다 가진 역량도 다르기 때문에 정확한 방법에 대해 이해하기란 쉽지 않다. 춤을 출 때도 단전호흡을 하라고 하지만 초심자에게 단전호흡은 매우 어렵고 난해한 부분이라 할 수 있다. 복식호흡과 단전호흡의 차이점에 대해서도 정확히 이해하지 못하는 경우가 다반사다. 단지 오래도록 춤을 추면서 움직임에 의해 호흡법을 터득하고 신체를 표현해 온 경우가 많다.

우리가 사용하는 호흡 방법을 흉식호흡(胸式呼吸), 복식호흡(腹式呼吸), 단전호흡(丹田呼吸)으로 나눌 수 있다. 흉식호흡은 가슴호흡으로 호흡을 할 때마다 가슴이 부풀어 올랐다 가라앉는 호흡법이다. 복식호흡은 숨을 들이마실 때 배를 불룩하게 나오게 하고 숨을 내쉴 때 배가 움푹하게 들어가게 하는 호흡법이다. 단전호흡도 복식호흡과 비슷하나 단전호흡 시에는 호흡하며 단전에 마음을 머물게 하고 복압이 형성되도록 기운을 아랫배로 밀어 넣는다. 즉 복식호흡을 하면서 하단전에 마음까지 머물게 하는 것으로 단전에 의식을 집중하는 것이 단전호흡이다.

단전호흡은 코로 들이쉰 호흡을 상단전을 거쳐 중단전을 지나 하단전까지 이르게 하는 깊은 호흡이다. 이러한 호흡을 할 때 가슴이 답답한 경우는 호흡의 길이 만들어지지 않고 흉곽 내에 머물기 때문이다. 코로 들이쉰 호흡을 가늘고 길게 하여 마치 바늘구멍과 같은 숨길을 따라 하단전까지 전달될 때 신체 호흡의 길은 열리게 되며 하단전에 쌓이게 된다. 이때 호흡을 참거나 멈추어서는 안 된다. 호흡이 길수록 폐기량(肺氣量)이 늘어나며 이것은 단전에 더 많은 에너지를 모을 수 있게 된다.

이러한 호흡으로 단전에 의식을 가하여 복압이 높아지도록 호흡하는 것이 코어 근육을 강화하는 것과 상관관계를 알기 위해선 단전에 대한 이해가 필요하다. 단전이 무엇이고 우리 인체에는 어떠한 단전이 있는지 아는 것이 매우 중요하기에 뒤에서 설명하려 한다. 일반적으로 이야기하는 단전에 의식을 집중하면 복압이 걸린다고 이야기하는 것이 무엇인지 알아야 몸을 바로세우고 중심을 잡는 것에 어떤 영향을 주는지 이해하기 쉽다.

이러한 깊은 호흡이 하단전까지 이어지면 몸의 중심을 바로 잡는 시초가 된다. 그 시작은 몸이 똑바로 세워지고 몸 중심 움직임이 될 수 있다. 이러한 움직임으로 추어지는 춤은 동작이 자연스럽고 아름다움이 만들어진다. 그뿐만 아니라 바른 자세로 표현되기에 춤 동작에 있어서도 안정감을 높여준다.

# 춤이 코어 근육을 강화한다

코어가 강화되는 방법은 어떠한 작용인가? 이 작용은 닭이 먼저냐? 달걀이 먼저냐? 말하듯이 어느 것이 신체의 움직임을 위해 필요한 방법이냐 묻기 어려울 정도이다. 혹자는 호흡을 통해 신체를 바르게 하면 코어를 통해 신체가 움직여져 코어가 강화된다고 하고, 또 다른 이는 반복적인 신체의 움직임으로 코어가 강화된다고 한다. 하지만 의식하지 않는 호흡으로 이뤄진 움직임은 결코 코어를 강화하기 쉽지 않다. 뿐만 아니라 코어가 시발점인 움직임은 마치 텔레비전을 보기 위해 텔레비전 콘센트를 꽂는 것과 같은 원리로 신체의 움직임에 있어 코어 근육이 시발점이 된다.

이것은 춤을 출 때도 마찬가지이다. 춤을 출 때 코를 통해 깊은 호흡을 하게 되고 그 호흡은 하단전까지 영향을 미쳐 골반기저근을 비롯한 코어 근육이 강화된다. 그러한 코어 근육은 춤 동작을 표현하는 움직임의 시초가 된다. 이 움직임은 춤 동작의 안정화가 이루어지고 편안함을 주게 된다. 즉, 바르고 안정된 춤을 추려면 깊은 호흡을 해야 하고, 깊은 호흡을 통해 코어 근육이 강화되어야 한다.

만약 춤을 출 때 깊은 호흡을 하지 않는다면 코어 근육 강화도 이뤄지지 않을뿐더러 춤 동작의 안정화도 이뤄지지 않게 된다. 코어 근육이란 모든 움직임의 시초가 되기 때문이다. 이러한 움직임으로 만들어진 동작은 안정화뿐만 아니라 자연스러움을 더해간다. 더욱이 관절에 무리를 주지 않는 근육의 움직임에 의해 춤을 출 수 있어 골격근이 강화되고 바른 자세를 가져올 수 있다. 아름답고 바른 춤을 추기 위해 단전호흡을 통한 코어 근육 강화 훈련은 신체를 바르고 건강하게 만드는 시초가 된다.

우리는 호흡할 때에 절대로 숨이 끊어지지 않아야 한다. 일반적인 심전도 그래프를 보면 끊임없이 호흡이 이루어지는 것을 알 수 있다. 일반적으로 심전도 그래프는 무의식 호흡을 통한 그래프를 나타내지만 의식적인 단전호흡을 하며 춤을 출 때도 이와 마찬가지로 끊어지지 않는 상태의 호흡이 필요하다. 춤을 출 때 동작을 표현하기 위해 코로 깊은 호흡을 하는데 이러한 호흡은 폐를 확장시켜 흉곽을 넓히고 횡격막이 아래로 내려가 복강 내 압력을 높게 된다. 이러한 호흡으로 단전을 강화시키고 또, 코어를 강화하는 방법이 된다.

　즉, 우리가 춤을 추며 깊은 호흡을 하는 것은 하단전에 복압을 높여주어 몸 중심의 코어 근육을 의식하며 근력을 강화시키는 것과 같다. 하단전에 복압을 높게 하려면 깊은 호흡을 하며 횡격막이 강화되어 그 의식이 하단전까지 미쳐야 한다. 그러면 몸의 중심으로 호흡이 이동되고 있어 복횡근과 다열근의 자극과 함께 골반기저근에도 영향을 미친다. 이렇게 횡격막, 복횡근, 다열근, 골반기저근인 코어 근육이 강화되면 우리 신체는 안정화가 이루어져 자세가 바르게 될 뿐만 아니라 움직임도 편안하게 할 수 있다.

# 춤으로 강화된 코어는
# 신체를 더 건강히 만든다

춤의 모든 동작은 호흡과 함께한다. 코로 들이마신 깊은 호흡을 단전에까지 보내게 되면 횡격막이 수축해 아래로 내려가 복압이 높아진다. 이때, 다열근과 골반기저근의 수축도 함께 일어나며 척추가 바로 세워진다. 또, 숨을 들이마시면 흉곽은 확장되며 배는 양쪽에서 조여지는 느낌을 받는데 이는 복횡근이 수축하면서 나타나는 현상이다. 이렇게 들이마신 호흡을 내쉴 때 수축했던 횡격막, 다열근, 골반기저근, 복횡근도 같이 이완된다. 춤추며 이뤄지는 끊임없는 호흡이 신체를 건강히 만들어간다.

호흡을 통한 횡격막 강화는 수축과 이완을 통해 폐활량을 늘리고 복강 내 압력을 높이는 데 효과적이다. 이 작용원리에 따라 혈액순환에도 효과를 보인다. 일반적으로 복강 내 압력이 높아지면 혈액이 심장으로 들어가게 되고, 복강 내 압력이 낮아지고 복강에 공간이 확보되면 혈액은 복부 장기로 들어와 심장운동도 활발하게 해 준다. 이러한 작용으로 혈관의 탄력을 높여 혈액순환에도 도움이 된다.

특히, 복횡근은 배의 양옆에서 자리 잡고 있고 내복사근 밑에 위치한 넓은 근으로 복강 내 압력을 높이는 역할을 한다. 복강 내 압력이 높아지면 복횡근은 활성화되어 내장기능도 강화되고 쾌변을 도와주며 소화 흐름도 원활하게 한다. 그뿐만 아니라 상체와 하체를 더욱 꽉 조여 주고 단단하게 만들어 주어 근력이 단단해지면, 복부 주변에 지방이 쌓이는 것을 막아준다. 그래서 비만을 예방하고 탄력 있는 몸을 만들어 준다. 이 복횡근은 복부 주변을 꽉 잡아주는 코르셋 역할을 하며 모든 움직임에 관여하는 스타트 근육으로 움직임의 시초가 된다.

움직임에 있어 또 중요한 작용을 하는 것은 다열근이다. 다열근은 척추를 감싸는 모양으로, 척추를 받쳐주는 척추기립근보다 더 안쪽에 위치하며 척추뼈 가로돌기에서 시작하여 2~4개의 척추뼈 사이를 지나 연결되어 있다. 다열근도 코어 근육의 하나로 척추안정화의 역할을 한다. 이 다열근이 강화되면 척추를 보호하며 몸의 중심부를 바로 세워주고 척추에 가해지는 힘을 분산할 수 있다. 또한, 다열근은 허리를 구부리는 등 몸을 사용하는 데 있어 척추가 이탈하는 척추측만증 등을 방지할 수 있다.

마지막으로 골반기저근은 치골과 미골, 그리고 양쪽 좌골조면에 붙어 있는 마름모꼴 근육으로 골반 아래에 위치한 코어 근육의 하나이다. 골반기저근은 몸통 가장 하부에 붙어 있는 근육으로 자궁을 받쳐주는 역할을 하며 배뇨작용에 영향을 준다. 이 골반기저근이 강화되면 방광, 자궁, 직장 등의 주요 내부 장기를 지탱해주고 골반을 안정화시켜 주는 역할을 한다. 그래서 나이가 들면서 나타나는 요실금을 예방해 줄 수 있다. 또, 자신의 의지로 수축할 수 있는 기능이 강화되어 배변 활동에도 도움이 된다.

춤을 통해 강화된 코어 근육 중심 움직임은 신체 근육을 더 강화하고 춤 동작의 아름다움을 더해준다. 또, 춤은 음양에 따른 움직임으로 억지로 만들어진 동작이 아닌 우주의 이치처럼 호흡과 함께 중력을 거스르고 순응하며 자연스럽게 만들어지기에 신체에 무리를 주지 않고 단련시킬 수 있다. 춤 동작에 따라 신체의 강화되는 부분에 차이는 있지만, 동작이 물 흐르듯 자연스럽게 이어져 특정 부분의 신체만이 아닌 전신을 강화한다. 그러기에 호흡을 통한 코어 근육의 시작이 되는 우리춤은 몸의 정렬을 바로 잡고 팔다리가 주가 아닌 몸 중심 움직임에 의해 팔다리가 움직여 신체를 더 건강하게 한다.

# 삼단 디딤이 발 건강을 돕는다

호흡과 함께 몸 중심 이동으로 이뤄지는 우리춤 보법의 삼단 디딤은 한국민속춤 동작의 거의 모든 보법에 행해진다. 까치걸음을 제외한 앞으로 걷는 대부분의 디딤 동작은 발뒤꿈치-발바닥-발앞꿈치로 이루어지는데 이러한 보법은 발의 용천을 자극할 뿐만 아니라 발에 붙어 있는 많은 근육을 자극한다. 반대로 뒤로 걸을 때 발앞꿈치-발바닥-발뒤꿈치 디딤은 앞으로 걸을 때와 또 다른 근육을 자극해 발의 안정화를 가져오게 된다.

태평무 동작에서는 삼단 디딤을 많이 볼 수 있다. 그렇다고 다른 춤에서 삼단 디딤을 볼 수 없는 것은 아니다. 태평무에서는 다양한 장단 변화에 의해 추어지는 동작이 많기에 삼단 디딤도 장단에 따라 다양하기에 더 그렇게 느낀다.

특히, 이 동작처럼 양손으로 치마를 잡는 경우도 있고 한 손을 잡는 경우도 있지만 많은 동작에서 치마를 걷어잡는다. 태평무는 호흡에 의해 잡아 든 파란 치마와 빨간 치마 아래 흰 버선발 움직임이 드러나 삼단 디딤이 더 또렷하고 정확하게 보인다.

동작을 할 때 호흡을 통해 몸 중심이 오른쪽으로 향하여 내복사근과 외복사근이 당겨져 몸의 방향을 틀면서 허리 근육을 강화시킨다. 뿐만 아니라 목의 방향도 몸에 의해 결정되면서 흉쇄유돌근도 강화시킬 수 있다. 이외에도 몸 중심에 연결된 엉덩이부터 이어진 다리 근육 강화에도 긍정적인 영향을 미친다. 또, 호흡을 통해 치마를 잡은 양손은 전거근의 작용과 함께 견갑골부터 손으로 이어지며 몸통 근육뿐만 아니라 팔 근육까지 강화시킨다.

이렇듯, 디딤을 할 때도 단지 한 근육만이 아닌 신체의 여러 근육들을 자극할 수 있지만, 특히 종아리와 발 근육에 중요한 작용을 한다. 발은 발목부터 발가락까지 총 26개의 뼈로 구성되어 있는데 이런 뼈들을 안정적으로 잡아주기 위해서 발 근육이 강화되어야 한다. 춤을 추며 뒤꿈치를 딛기 위해서는 전경골근이 수축되고 장무지신근과 장지신근의 작용으로 발등이 굽혀지며 비복근을 강화해 발목을 안정시킬 수 있다.

나이가 들면서 근육의 소실은 발 근육도 예외일 수 없다. 일반적으로 걸을 때 삼단 디딤을 하지 않고 발바닥 전체를 딛거나 발을 끌고 다니는 걸음걸이는 발 대부분의 근육을 사용하지 않고 최소한의 근육을 사용한다. 이런 경우 발의 뼈들을 잡아주는 근육이 헐거워져 점점 더 신발 사이즈가 커지게 된다. 사람들은 대부분 발이 커지는 것으로 착각하지만, 잡아주는 근육이 줄어 발이 느슨해지는 것이다. 발은 뼈들이 많이 모여 있고 살이 별로 없어 근육의 중요성에 대해 소홀히 생각하고 넘어가는 경우가 대부분이다. 발은 신체를 지탱해 주고 신체를 이동할 때 중요한 작용을 하므로 근육의 쓰임이 제대로 이뤄지지 않는다면 균형감에도 악영향을 미치게 된다.

균형은 신체를 이동할 때 중요한 작용을 한다. 호흡에 의한 코어 근육 중심으로 이뤄지는 우리춤의 중심 이동은 신체를 이동할 때 항상 중심에 의한 공존이 이뤄진다. 이러한 중심 이동은 왼발에서 오른발로 이동할 때 왼발이 가진 중심을 한꺼번에 이동하지 않는다. 왼발에서 오른발로 이동할 때 순간이지만 양발이 다 지면에 닿아 중심을 이동시키는 안정적 자세가 필수적이다. 이 움직임은 몸 중심에 의한 신체 이동이 이뤄져 자세의 안정화를 돕는다.

일반적으로 신체를 이동할 때 무게 중심을 이동해 신체를 옮긴다고 생각하기보다는 다리로 걷는다고 생각한다. 몸과 다리는 분리되어 있지 않아 우리가 걸을 때 사용하는 신체에 대해 중요하게 생각하는 사람은 별로 없다. 사람들에게 걸을 때 신체의 어느 부분이 주가 되는지 묻는다면 대부분은 다리라고 이야기한다. 이렇듯 이동할 때 다리를 이용해 걷는다고 말하지 몸 중심의 이동을 이야기하지 않는다. 걷는 순간 다리가 신체의 마지막 종결지가 되어 신체를 이동하는 것은 맞다. 하지만 몸 중심의 이동에 의해 몸통뼈대와 연결되어 있는 다리와 발이 최종지점에 놓인다.

만약 걸을 때 몸이 중심이 아닌 다리와 발을 사용해서 왼발에서 오른발, 오른발에서 왼발로 이동하며 보폭에 의해 몸이 이동한다면 자세가 불안정하여 낙상의 위험에 노출될 수 있다. 이러한 움직임은 신체 이동 시 몸 중심이 아닌 다리에 자신의 체중 부하를 모두 싣고 걷기 때문에 관절에 무리를 더한다. 보통 걸을 때 무릎관절은 몸무게의 2배의 무게의 압력을 받지만, 무릎을 구부릴 때는 4배의 무게의 압력을 받는다고 한다. 예를 들어 50kg의 몸무게인 사람이라도 걸을 때는 한쪽 관절에 100kg 이상 무게의 압력을 받게 된다. 그래서 관절에 문제가 되어 병원을 찾으면 살을 빼라고 한다. 1kg의 무게도 관절에 미치는 영향이 크기 때문이다.

춤은 호흡으로 단전에 복압을 높여 코어 근육 중심으로 신체를 이동하는 것은 다리 근육을 강화하고 관절의 움직임을 최소화한다. 춤을 추면 발에 의해 몸의 무게 중심을 이동하는 것이 아닌 몸 중심에 의한 이동이 이루어진다. 이러한 중심 이동은 자세의 안정화를 가져와 낙상에서 보다 자유로울 수 있다. 또, 코어 근육에 힘을 통해 몸의 중심으로 신체가 이동하기 때문에 중력에 의한 체중 부하운동이 되어 하체근육을 더 강화한다. 더욱이 호흡과 중심 이동에 의한 보법은 걸을 때 다리가 쭉 펴지고 구부리는 자연스러운 디딤으로 하체근육과 힘줄뿐만 아니라 관절의 사용을 최소화하여 근육 강화와 움직임의 안정화에도 도움을 준다.

## · 삼단 디딤 동작

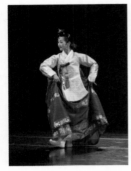

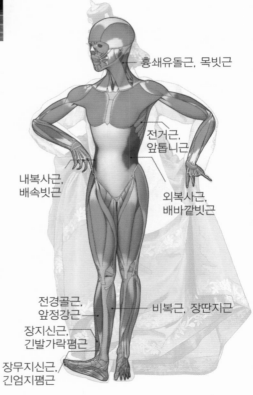

흉쇄유돌근, 목빗근

전거근,
앞톱니근

내복사근,
배속빗근

외복사근,
배바깥빗근

전경골근,
앞정강근

비복근, 장딴지근

장지신근,
긴발가락폄근

장무지신근,
긴엄지폄근

# 발목 업다운이
# 균형감과 혈액순환을 돕는다

한국민속춤에서 호흡을 이용한 발목 업다운은 카프레이즈 운동과 유사한 동작으로 흔하게 볼 수 있다. 이 동작은 호흡을 들이마시며 단전에 복압을 높여 흉곽이 확장되고 척추가 바로 세워지며 발뒤꿈치가 바닥에서 떨어져 발앞꿈치로 서게 된다. 이렇게 이뤄진 동작은 발뒤꿈치만 들어 몸 중심이 앞으로 쏠리는 현상이 아닌 몸 중심에 의한 발앞꿈치 디딤으로 몸의 안정화를 돕는다. 이 동작 후 호흡을 내쉬며 올라갔던 발목이 내려가면서 이동하는데 춤을 추는 동안 발목 업다운 운동은 자연스럽게 이뤄진다.

이 동작은 몸 중심이 빠르게 왼쪽으로 향하여 내복사근과 외복사근의 작용과 함께 몸의 방향을 전환해 허리 근육이 강화된다. 하지만 빠르게 이동한 몸 방향을 목의 방향이 따라가지 못해 몸과 반대 방향을 향하므로 흉쇄유돌근을 강화할 수 있다. 또, 호흡을 통해 치마를 잡은 손의 팔과 뻗은 팔은 견갑거근의 작용으로 견갑골에서부터 손으로 이어지며 팔 근육까지 강화된다.

이렇듯, 발바닥이 땅에서 떨어지는 동작 하나에도 단지 한 근육만이 아닌 신체의 여러 근육을 자극할 수 있다. 특히 다리의 비복근과 무릎을 잡아주는 슬와근뿐만 아니라 발목 근육을 강화시킬수 있다. 이러한 근육의 강화는 심장으로 혈액을 보내는 데도 도움이 된다. 일반적으로 정맥을 통해 심장으로 혈액을 보내고 동맥혈이 신체를 순환하면서 혈액이 이동한다. 하지만 중력에 의하여 다리로 내려간 피는 정맥을 통해 끌어올리는 것만으로는 쉽지 않다. 춤 동작에서 발목 업다운이 이뤄지는 동작으로 다리 뒤쪽 정맥의 구조와 몸의 움직임을 이용하여 이러한 작용을 보완할 수 있다.

우리는 주변에서 나이가 들고 서 있는 시간이 긴 경우와 체중이 하체에 무리하게 부하를 주어 정맥의 판막이 고장 나 다리 뒤쪽 혈관이 푸르스름하게 보이거나 튀어나오는 증상이 생긴 경우를 볼 수 있다. 이러한 증상은 운동이 부족하거나 피가 맑지 못해 혈관으로 혈액순환이 제대로 안 되는 경우 등 다양한 원인이 있지만 정확하지는 않다. 자신도 모르게 지나치게 오랜 시간 다리에 힘을 주는 것은 더 악영향을 미치게 된다고 한다.

춤을 추며 자연스럽게 이뤄지는 발목 업다운 동작들은 다리의 혈액순환에 도움이 된다. 또한, 호흡과 함께 코어를 강화시켜 몸 중심으로 중력을 거스르며 발목을 끌어올려 하체 근육을 강화하는 데 도움이 된다. 최근 여러 매체에서도 하체 근육과 종아리근육 강화는 심장질환을 예방한다는 이야기를 많이 한다. 이러한 동작은 춤을 추는 과정에서 반복적으로 일어난다. 한국민속춤 속에서 이뤄지는 이 동작은 발과 다리의 힘만으로 올라가는 것이 아니기에 다리에 무리 없이 하체 근육을 강화시켜 건강에 도움을 준다.

## · 발목 업다운 동작

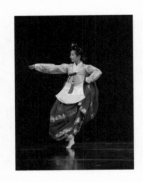

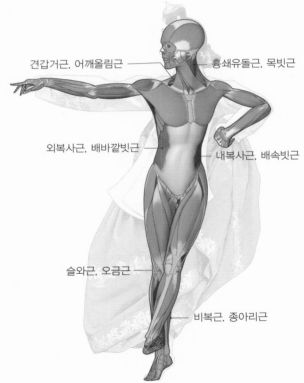

견갑거근, 어깨올림근 ——————————— 흉쇄유돌근, 목빗근

외복사근, 배바깥빗근 ——————————— 내복사근, 배속빗근

슬와근, 오금근 ——————————— 비복근, 종아리근

# 외발서기로
# 몸의 균형감을 높인다

한국민속춤 동작에서 한발서기는 자주 일어난다. 그 동작의 진행이 이뤄지는 길고 짧기는 춤 장단이나 동작에 따라 다양하게 나타나지만 춤추는 이가 호흡에 얼마나 집중했는가에 따라 동작의 완성도는 달라진다.

호흡을 들이마셔 단전에 복압을 높이며 강화된 코어 근육은 몸을 더 안정화시킨다. 이때 호흡을 통해 코어 중심으로 척추에 의해 다리가 들리게 되면 몸 중심이 위로 올라가게 되고 그 힘에 의해 다리가 위로 들린다. 이렇게 들린 다리는 가볍게 느껴진다.

또, 호흡을 통해 흉곽이 열리고 몸통이 확장되어 소흉근의 작용과 함께 양팔이 뒤로 들 수 있다. 이렇게 들여진 팔에 의해 장삼이 걷어진다. 호흡에 의해 허리가 앞으로 살짝 굽혀져 장요근과 내복사근과 외복사근뿐 아니라 복압으로 당겨진 등 근육과 활경근도 강화시킬 수 있다. 이외에도 몸 중심에 연결된 엉덩이부터 이어진 다리 근육 강화에도 긍정적인 영향을 미친다.

이렇듯, 외발서기는 단순히 다리를 드는 동작이 아닌 몸의 균형을 잡아주는 것으로 단순한 것 같지만 쉽지 않은 동작이다. 춤 동작에서 다양하게 이루어지는 외발서기 동작들로 코어 근육의 단련과 하체에 부하가 높아져 대퇴 근육이 강화된다. 또한 호흡을 통해 코어 근육에서 시작되는 동작이 체간을 단련시켜 다열근과 척추기립근이 강화되어 허리의 안정화를 가져온다. 그래서 이 동작을 하는 과정에서 근육 신경이 활성화되면, 근육의 효율성이 높아지고 몸의 균형감각이 향상되어 낙상을 예방할 수 있다.

나이가 들어 평형감각의 기능이 떨어지면 한발 서기가 불가능한 경우가 많다. 그래서 노인 신체기능평가에 평형감각을 알아보는 외발서기가 꼭 들어있다. 외발서기를 하지 못하는 노인은 뇌졸중과 치매 위험성이 높고, 뇌혈관 손상이 있는 환자의 30%는 외발서기를 하지 못한다는 것이 일본 교토대학 연구결과에 의해 발표될 정도로 외발서기는 중요한 기준치로 작용한다. 이러한 평형감각을 잃게 되면 낙상의 위험에도 노출되어 있기 때문에 균형감을 높이는 일은 특히 중요하다고 할 수 있다.

한국민속춤은 호흡과 함께 코어 근육을 강화하고 몸 중심 움직임을 통해 몸의 균형감을 높일 수 있다. 이러한 균형감은 단지 외발서기의 기능을 높이는 것뿐만 아니라 신체가 이동할 때에도 안정적인 자세를 만든다. 그것은 낙상을 예방할 수 있고 인체에 더 많은 긍정적인 요소로 작용한다.

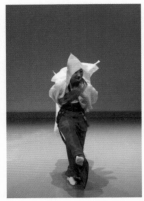

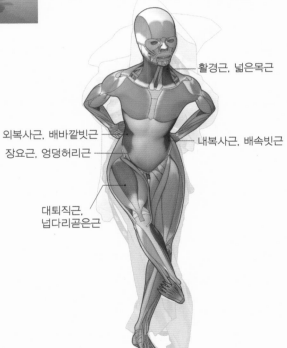

활경근, 넓은목근

외복사근, 배바깥빗근

내복사근, 배속빗근

장요근, 엉덩허리근

대퇴직근,
넙다리곧은근

# 뒤로 딛는 디딤이
# 또 다른 근육을 강화한다

한국민속춤에는 춤을 추며 뒤로 이동하는 것을 흔히 볼 수 있다. 이렇게 뒤로 걷는 디딤은 앞으로 딛는 발뒤꿈치–발바닥–발앞꿈치가 아닌 반대의 발앞꿈치–발바닥–발뒤꿈치 순으로 디딤이 이뤄진다. 그래서 앞으로 디딜 때와 또 다른 근육들을 더 강화시킬 수 있다.

이 동작은 몸 중심이 뒤로 움직여 디딤도 발앞꿈치부터 디뎌지게 되며 호흡을 이용한 발목 업다운 효과도 더할 수 있다. 코를 통해 들이마신 깊은 호흡으로 흉곽이 확장되며 척추가 세워져 몸 중심에서 하체가 끌어올려져 발뒤꿈치가 바닥에서 떨어지고 발앞꿈치로 디뎌지며 대둔근을 비롯한 비복근 등 다리근육을 더 강화할 수 있다. 이러한 동작에서 몸이 뒤로 딛는 디딤은 내복사근과 외복사근의 작용이 함께해 허리근육도 강화한다. 이렇게 디뎌지는 디딤은 한발 한발이 온전히 이뤄지는 삼단 디딤이 아닌 호흡을 들이쉬고 내쉬며 뒤로 이동하기에 디뎌지는 위치도 조금씩 다르다. 거기에 호흡을 통해 치마를 잡은 손과 위로 들어 올려 살풀이 수건까지 전달되는 동작은 팔 근육뿐만 아니라 몸통근육인 소흉근과 대흉근, 전거근 등에도 긍정적인 영향을 미친다.

신체에 있어 발은 몸의 축소판으로 자극을 통해서도 건강에 도움이 된다고 한다. 이렇게 딛는 디딤은 삼단 디딤뿐만 아니라 첫 디딤의 위치가 다른 것도 발 자극의 다양성을 높이지 않을까 생각된다. 우리가 디딤을 통해 발의 자극은 골격근 강화 이외에도 신체의 여러 장기 및 뇌 건강에도 긍정적 영향을 미치는 것은 익히 여러 매체를 통해 알려졌다.

또, 뒤로 이동하며 사용되는 팔은 앞으로 이동할 때와 받는 공기의 저항이 다르기에 팔과 몸의 근육 강화도 앞으로 이동할 때와 다르다. 춤을 출 때 팔은 무수히 많이 사용된다. 팔의 사용은 단순히 춤 동작으로만 중요한 것이 아니다. 춤을 출 때 드는 팔은 호흡을 통해 코어 근육이 시발점이 된다. 또한, 호흡에 의해 흉곽이 확장되어 팔이 들리기에 어깨 관절의 사용을 최소화할 수 있다. 그래서 팔을 드는 동작 하나하나를 할 때도 팔 근육뿐만 아니라 몸통 근육이 강화되기에 춤을 추며 수없이 팔이 들리고 내리기를 반복하다 보면 몸의 근육이 강화되어 단단한 몸매도 된다.

그뿐만 아니라 팔은 호흡을 통해 코어 중심으로 움직여지기에 사선 아래, 어깨선, 어깨선보다 높게 등 다양하게 들려지는 팔의 위치에 따라 사용되거나 강화되는 근육도 다르다. 이러한 팔의 높이는 단순히 팔에 의해 결정되는 것이 아닌 호흡량과 몸 사용법에 따른 동작에 의해 결정되어야 자연스럽고 아름답게 표현된다.

이렇듯, 팔을 드는 춤 동작은 단순히 어깨나 팔만을 사용하지 않는다. 특히, 살풀이 동작을 할 때는 몸 중심 움직임이 팔로 이어져 살풀이 수건까지 전달되기에 더더욱 그렇다. 그래서 일반적으로 팔을 들 때 어깨 관절을 사용하는 경우와 다르게 사용할 수 있다. 만약 평소 사용하는 일반적인 사용방법으로 팔을 들게 되면 든 팔과 들지 않은 팔의 어깨 위치는 달라진다.

팔을 사용함에 있어 관절의 과한 사용은 관절에 손상을 줄 뿐 아니라 회전근개에도 문제가 발생할 수 있다. 나이가 들면 근육이 소실되는 것은 물론 근육의 탄성도도 떨어진다. 그래서 조그마한 충격에도 근육이 손상을 입을 수 있다. 특히 어깨 관절이 석회화가 된 경우라면 회전근개 손상은 더 쉽게 유발된다.

그렇기에 한국민속춤의 동작을 통해 몸통 근육이 강화될 뿐 아니라 팔과 다리 근육도 강화하면서 신체건강을 돕는다. 또, 호흡을 통해 까치발을 들며 위로 올라갔다 내려가는 몸은 중력을 거스르는 운동 효과와 함께 중력에 순응하는 움직임으로 신체의 근육을 더 강화할 수 있다. 이러한 작용들은 중력을 거스르며 올라가는 시간의 길이가 길어질수록 일상에서 중력에 의해 아래로 처지는 모습도 늦추는 데 도움이 될 수 있다.

## · 뒤로 딛는 디딤 동작

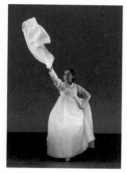

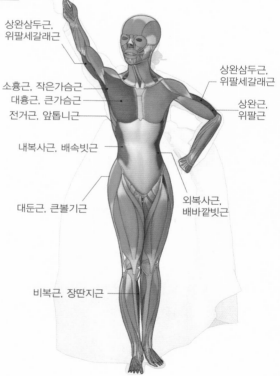

상완삼두근,
위팔세갈래근

상완삼두근,
위팔세갈래근

상완근,
위팔근

소흉근, 작은가슴근
대흉근, 큰가슴근
전거근, 앞톱니근

내복사근, 배속빗근

대둔근, 큰볼기근

외복사근,
배바깥빗근

비복근, 장딴지근

# 춤이 하체 근육을 더 강화한다

우리는 춤을 추며 많은 근육을 강화할 수 있다. 한국민속춤 동작에서는 대퇴근을 강화할 수 있는 동작들이 다양하다. 특히 승무 동작에서 호흡을 통해 코어 근육 중심으로 앉고 서기를 반복하는 동작은 런지 동작 이상의 운동 효과를 낸다.

이 동작은 호흡을 통해 몸이 중력을 거스르며 올라갔던 동작이 중력에 의해 내려가며 쪼그려 앉기에 비복근 등 여러 하체 근력을 강화한다. 몸 중심이 오른쪽으로 향하는데 내복사근과 외복사근이 작용하며 몸의 방향이 전환되어 허리 근육이 강화된다. 뿐만 아니라 목의 방향이 정해지면서 흉쇄유돌근과 활경근도 강화시킬 수 있다. 이외에도 들이쉰 호흡과 함께 견갑거근에 의해 견갑골부터 들린 팔은 호흡을 내쉴 때 중력에 의해 떨어지는 모습을 보인다. 이러한 움직임은 관절에 부담을 주지 않으며 물 흐르듯 자연스럽게 이어지고 있다.

이렇듯, 춤 동작에서 앉고 서기는 단순한 하체 근육이나 관절의 움직임이 아닌 호흡을 통한 전신운동이 된다. 하지만 호흡을 내쉬며 중력에 의해 내려간 하체 근육에는 체중의 부하를 받아 훨씬 더 강화되는 효과가 있다. 호흡을 통해 코어 근육에서 시작한 동작은 골반이 비뚤어지지 않은 상태에서 대퇴근이 움직이기 때문에 자세의 안정화를 가져온다. 이 동작에 가장 큰 운동 효과는 대퇴근이지만 허벅지, 종아리, 엉덩이, 복부 등의 군살을 제거하고 근육을 단단히 만드는 데 효과적이다. 대퇴근은 강화는 고관절과 무릎 굽힘의 안정화를 가져오고 신체 대사기능에도 도움이 된다.

일반적으로 우리 신체는 25세를 전후하여 근육이 소실되기 시작된다고 한다. 매년 1% 감소가 나타난다고 하나 폐경 이후에는 그 속도가 더 빠르게 진행되며 허벅지 근육의 감소속도는 그보다도 더 빠르다. 특히 하체 근육이 감소한 상태에서 배가 나오면 대사증후군의 위험은 훨씬 높다. 우리 몸 근육의 약 40%를 차지하는 허벅지 근육의 감소는 당뇨 등 각종 성인병을 유발할 뿐만 아니라 혈관에도 악영향을 미친다. 뿐만 아니라 허벅지 근육은 다리 관절 움직임에 중요한 작용이기 때문에 대퇴근이 약하면 관절 통증을 유발할 수도 있다.

그래서 우리는 춤을 추며 강화할 수 있는 근육들에 주목해야 한다. 단지 하나의 근육만이 아닌 여러 근육의 움직임들이 일어난다. 거기에는 동작에 따른 강화할 수 있는 근육이 조금씩 차이가 난다. 호흡에 의한 코어 근육 강화로 이뤄진 몸 중심 움직임은 동작의 안정화뿐 아니라 근육 강화에 효과적이다. 특히 쪼그려 앉는 동작은 자신의 신체의 무게에 중력을 더하기에 더 큰 효과를 낸다.

## · 하체 근육 강화 동작

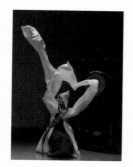

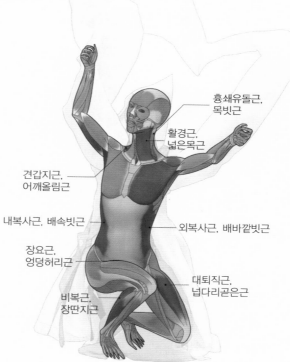

흉쇄유돌근,
목빗근

활경근,
넓은목근

견갑지근,
어깨올림근

내복사근, 배속빗근

장요근,
엉덩허리근

비복근,
장딴지근

외복사근, 배바깥빗근

대퇴직근,
넙다리곧은근

# 춤이 전신을 강화한다

한국민속춤 동작은 비단 하나의 근육만을 사용하지 않는다. 호흡을 통해 단전을 의식하게 되면 코어 근육이 시발점이 되어 움직여지는 몸 중심 움직임이 된다. 이러한 움직임은 목 주위 여러 근육을 발달시키지만, 특히 흉쇄유돌근 강화는 눈에 띌 정도이다. 코어 근육 중심의 몸 움직임은 신체 전신을 자극해 어느 한 곳의 특정한 신체만이 움직여지는 것이 아닌 몸 전체 근육을 유기적으로 움직이게 된다. 그것은 근육을 강화하기 위한 움직임보다는 자연스러운 춤에 의해 근육이 움직여지고 강화된다.

이 동작은 호흡을 들이마시며 들어 올린 몸이 호흡을 내쉬며 중력에 의해 아래로 내려가 자연스러운 움직임으로 이어진다. 그래서 다리가 구부러져도 관절보다는 대둔근을 비롯해 가자미근의 부하가 더 많이 이뤄져 하체 근육을 강화한다. 또, 호흡과 함께 몸 중심이 뒤로 젖혀지며 요방형근이 수축하고 내복사근과 외복사근이 작용하며 몸의 방향이 전환되어 복근 및 허리근육이 강화된다. 뿐만 아니라 팔의 움직임도 호흡에 의해 흉곽이 확장되어 견갑골이 움직여지며 팔까지 전달되어 움직임이 더 부드럽고 자연스럽다. 이러한 움직임으로 상완근 등의 팔 근육뿐만 아니라 광배근과 전거근 등의 몸통 근육도 강화한다.

이렇듯, 춤은 단지 한 근육만을 강화시키는 것이 아니다. 특히, 이 승무 동작의 특징은 호흡을 들이마시고 내쉬면서 앞에서 뒤로 진행되기에 뒤로 젖혀지는 동작이 된다. 이러한 이유로 몸은 뒤로 젖혀지지만 호흡과 함께 코어 근육의 움직임에 의해 만들어진 동작은 복근과 함께 등 근육을 강화시킬 수 있다. 그리고 팔의 움직임에 있어서도 호흡을 통한 몸 중심 움직임에서 견갑골부터 손으로 이어져 북가락을 거쳐 장삼자락까지 전달되어 단지 팔만 움직이는 것이 아니다. 그것은 신체의 유기적인 움직임이 춤으로도 표현된다.

우리는 건강한 삶을 위해서 신체를 단련시켜야 한다. 그러나 아무리 건강에 좋다 하여도 운동이 부담되면 실천하는 것이 쉽지 않다. 춤은 운동에 대한 부담감 없이 신체를 단련시킬 수 있다. 춤 속에는 즐거움을 느끼는 장단이 함께하기 때문이다.

호흡을 통한 움직임이 바른 몸을 만들고 신체를 건강하게 만들 수 있다. 춤은 부드러운 움직임 속에서도 늘 같은 속도가 아닌 음악과 함께 속도에 변화를 주며 운동 강도도 증가시킬 수 있다. 그래서 한국민속춤은 호흡과 함께 이루어진 동작이 아름다움을 만들고 근육을 강화하여 유산소 운동 효과뿐 아니라 저항성 운동 효과를 볼 수 있는 복합운동이 된다.

## · 전신 강화 동작

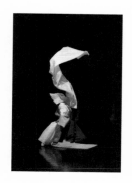

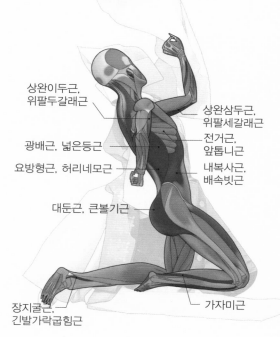

상완이두근,
위팔두갈래근

상완삼두근,
위팔세갈래근

광배근, 넓은등근

전거근,
앞톱니근

요방형근, 허리네모근

내복사근,
배속빗근

대둔근, 큰볼기근

장지굴근,
긴발가락굽힘근

가자미근

# PART 5

# 춤은 신체의 단련에
# 건강을 더한다

춤 동작의 익숙한 움직임을 통해 신체를 더 강하게 만들 수 있다. 춤은 음악을 들으며 깊은 호흡에 의해 손끝과 발끝까지 움직임이 표출된다. 이 움직임은 힘에 의한 움직임이 아닌 몸 중심 움직임에서 전달되는 자연스러움이 멋이 되고 그것이 신체의 기운을 북돋아 준다.

# 춤이 단전(丹田)을 강화한다

우리 신체를 구성하는 골격, 혈관, 신경, 장기 외에도 단전이 있고 기의 세계가 있다. '기의 체계'는 경락이라 하여 인체의 깊은 곳에 흐르는 맥이다. 기의 체계(system)에 대해서 해부학책 속에서 설명되지 않기 때문에 이 부분을 이야기하면 무시되는 경우도 있다. 하지만 우리 몸의 기의 체계는 분명히 존재한다. 이 부분을 의식하고 집중하게 될 때 단전이 강화되어 건강에 도움이 된다. 그리고 우리춤은 단전 강화와 밀접한 관계가 있다. 이 글에서는 춤이 단전을 강화한다는 원리로 설명해 보고자 한다.

단전이란, 일반적으로 아랫배에 위치한 하단전을 의미하며 한자로는 丹(붉은 단)田(밭 전)으로 붉은 밭이라 한다. 이곳의 정확한 위치나 모양은 눈에 보이거나 형상화되어 있지 않지만, 우리 몸에 있어 앞과 뒤의 중심, 좌우의 중심, 위와 아래의 중심이 만나는 지점을 말한다. 이곳에서는 체력이 생산되고 저장되어 여기에 의식을 집중하면, 생명의 근원적인 힘이 생겨나며 힘 원천의 중심이 된다. 일반적으로 단전이라 하면 하단전을 의미하지만, 단전에 대해 좀 더 세부적으로 들어가 상단전과, 중단전에 대해서도 이해할 필요가 있다.

단전을 강화한다는 것은 단지 하단전만 강화한다고 되는 것이 아니다. 삼단전이 통합되고 원기가 충만할 때 비로소 단전이 강화된다고 할 수 있다. 그럼 여기서 삼단전인 상단전, 중단전, 하단전에 대한 이해와 함께 삼단전을 통합하기 위해 어떠한 방법이 필요하고 어떠한 효과가 있는지 알아보자.

상단전은 양 눈썹 사이 미간에 자리하며 이곳은 정신의 핵심이 되는 자리다. 이곳은 우리 의식의 뿌리가 되어 생각을 하나로 모아 의식을 집중할 수 있다. 중단전은 명치에서 폐와 심장 부위를 관통하는 가슴속의 중심점으로 마음의 자리라 하여 마음의 영향을 받는다. 하단전은 배꼽에서 치골 중간에 위치한 곳으로 단전기혈의 위치원정이라 하여 가장 중요하게 생각하기도 한다.

일반적으로 명상세계에서 말하는 단전호흡에 대한 설명과는 다르게 춤을 추며 삼단전을 강화하고 통합하는 방법의 차이가 존재한다. 첫째, 일반적인 단전호흡은 무념무상에서 출발한다. 이것은 생각을 비우고 오로지 하단전에 의해서 호흡이 이루어져

야 하는 것을 강조한다. 둘째, 기의 세계의 삼단전 통합은 상단
전의 생각과 의식, 중단전의 마음에서 일어난 감정과 의지를 하
단전으로 보내 함께 하단전에 모이게 하는 것을 말한다.

춤의 세계에 있어 삼단전 통합은 매우 중요한 요소다. 음악을
듣고 감정이입이 되어 호흡하며 동작을 표현하는 것으로 이야기
해보려 한다. 그렇다고 상단전과 중단전이 그 위치에 계속 머무
르는 상태에서 이루어지지는 않는다. 이 방법은 깊은 호흡을 통
해 이루어져야 한다. 이것은 삼단 통합의 기본이 된다. 상단전의
의식, 중단전의 감정을 살려 하단전의 기운으로 춤을 추어야 한
다는 것이다. 그러기 위해서는 어떻게 호흡하고 움직여야 하는지
좀 더 구체적으로 원리를 숙지하면서 실천하는 것이 매우 중요하
다.

춤은 호흡하는 방법을 잘 이해하는 것이 필수다. 호흡을 할
때 반드시 코로 깊은 호흡을 들이쉬고 내쉬어야 한다. 이러한 호
흡이야말로 상단전과 중단전을 거쳐 하단전에 이르게 하고, 내쉴
때도 복압이 걸려 하단전에 기운을 모을 수 있다. 삼단전의 통합
이 이루어지면 우리 몸의 근원적 에너지를 하단전으로 집중시켜,
더 강렬한 에너지의 중심이 되는 단전으로 만들 수 있다. 그것
은 신체의 움직임이 하나가 되고 하단전에서부터 모든 움직임의
시초가 되는 원동력으로 에너지가 강화되어 춤이 더 자연스럽고

안정화된 동작으로 나타나게 된다.

　우리는 춤을 출 때 음악을 듣고 장단의 흐름과 동작에 따라 표현된다. 이러한 모든 과정은 머리(뇌)에서 이해되고 장단의 변화와 속도에 따라 달라진다는 사실을 인지해야 한다. 따라서 바른 춤 동작을 만들기 위해 춤의 순서만 중요하기보다 음악과 감정이 동작과 하나가 되어 몸 중심 움직임으로 표현하는 것이 더 중요하다. 나는 이것을 '삼단전 통합'이라고 강조하고 싶다.

# 춤은 기(氣) 순환을 돕는다

우리춤은 건강과 관련된 노궁과 용천에도 자극을 가하게 된다. 단전의 힘이 아무리 강하여도 외적인 힘을 내지는 않고 호흡을 통해 내적인 기운을 모으게 된다. 그에 반해 노궁(勞宮)과 용천(涌泉)은 외적인 기운도 받아들이지만, 내적인 기운도 외부로 내보내는 통로 역할을 할 수 있다. 그래서 노궁과 용천을 잘 발달시키면 신체를 더 건강하게 할 수 있다.

노궁은 일상에서도 박수를 칠 때 손쉽게 자극할 수 있다. 지압으로도 가능하지만, 춤을 추면서도 이 부분에 많은 자극을 준다. 춤을 출 때 우리는 호흡에 의해 몸 중심에서 손이 멀어지고 가까워지는데 이때 손끝까지 호흡을 전달하게 되면 손바닥 노궁 부분에 의식을 집중하게 된다. 또 팔을 위로 폈다 접는 동작에서 팔이 내려오면 손목이 젖혀지는데, 이러한 방법으로 춤을 추는 것도 노궁혈을 자극한다. 노궁혈이 자극되면 노궁 부분에 열이 발생하는 것을 느낄 수 있는데, 이 작용으로 손바닥까지 따듯해지게 된다. 혈액순환이 원활하지 않아 손이 차가워도 이러한 동작을 반복적으로 하면 손끝까지 혈액이 충분히 도달하여 손에 온기를 느낄 수 있다.

춤을 출 때 위로 든 팔이 아래로 내려지는 동작은 호흡에 의한 움직임과 함께 중력에 의해 움직여진다. 우리 신체가 서 있는 것도 이 지구상에 중력이 작용하고 있기 때문이다. 팔을 들 때와 든 팔이 접힐 때도 마찬가지이다. 팔을 드는 동작은 호흡에 의해 견갑골이 벌어지며, 팔을 통해 손끝까지 전달되는데, 다시 숨을 내쉬며 견갑골이 모이고, 팔이 몸 중심에 가까워질 때 노궁혈 자리에 더 집중하게 된다.

뿐만 아니라 발의 용천 부분도 또 다른 기 순환의 보고(寶庫)이다. 발은 제2의 심장이라 할 만큼 매우 중요하다. 한 매체에서는 발의 용천은 기운이 솟아 나오는 곳이니 용천을 자극해야 한다고 강조한다. 발의 용천 부분은 발가락을 제외한 발바닥의 3분의 1 지점에서 발을 구부려 움푹한 곳이다. 용천의 자극은 신체의 에너지를 충전시켜 기초체력을 향상하는 데 도움이 된다. 우리가 가장 쉽게 용천을 자극하는 방법은 제대로 걷기만 하여도 된다. 하지만 말처럼 제대로 걷기는 쉽지 않다.

가장 중요한 것은 걸으면서 용천을 자극하는 것이다. 춤을 출 때 발뒤꿈치-발바닥-발앞꿈치로 딛는 삼단 보법이 용천 부분을 자극하게 된다. 이러한 자극이 일어나게 되면 신체는 저절로 기를 받아들여 에너지가 생기고 피로 해소에도 도움이 된다. 우리 민속춤은 삼단보법이 기본이므로 이곳을 끊임없이 자극할 수 있는 좋은 방법이다.

이렇듯 춤을 추면 깊은 호흡을 통해 단전을 강화할 뿐 아니라 노궁과 용천도 자극하여 에너지를 극대화할 수 있다. 춤을 추며 노궁과 용천을 효과적으로 자극하려면 깊은 호흡으로 하단전에 압력을 높여 코어 움직임의 시초가 되도록 한다. 이러한 움직임은 흉곽을 열어 팔을 움직이게 하고 그 팔을 통해 손까지 연결된다. 그때 손의 움직임에서 손끝까지 호흡이 연결되면 노궁에 자극을 준다. 또, 코어 중심의 걷기는 신체의 무게 중심을 안정화하며 삼단보법으로 용천을 자극한다. 이러한 자극은 신체의 기운을 북돋아 줄 뿐만 아니라 혈액순환도 원활하게 해주어 체온을 상승시켜 건강에 무척 도움이 된다.

# 춤 움직임에 건강이 깃든다

춤에는 음양의 조화가 있다. 춤을 이야기하며 태극을 설명하기도 하고 음양과 함께 설명하기도 한다. 이것은 삼라만상의 작동원리이다. 음양은 자연의 원리로 생명의 원리, 상생의 원리 등을 포함한 동양사상의 순환원리를 담은 철학이다.

순환의 원리를 담고 있는 우리춤은 각 동작이 자연스럽게 표현될 뿐만 아니라 신체에 기를 불어넣어 주어 건강에도 도움이 된다. 이 움직임은 음양의 상대적인 기운이 서로 간의 평형과 조화를 유지한다. 우리 신체는 음의 기운이 과하거나 양의 기운이 강해 한쪽으로 치우치면 몸에 문제가 생기게 된다. 음의 기운과 양의 기운이 늘 과하거나 부족하지 않은 상태를 유지하는 것이 우리 몸을 건강하게 만드는 핵심이다. 이것을 우리는 '음양의 조화'라고 한다. 춤의 모든 움직임 역시 음양이 조화롭게 표현될 때 예술적 가치도 발현되지만 건강한 춤에도 도움이 된다.

『주역』에 의하면 음양의 원리는 태극에서 나온 것이다[역유태극(易有太極) 시생양의(是生兩儀)]. 한국인이라면 태극기를 보고 자랐기에 태극기의 가운데 태극 문양에 많이 익숙해져 있다. 하지만 왜 태극기의 가운데 태극이 붉은색과 파란색을 띠는지 궁금한 사람은 많지 않을 것이다. 태극의 원리라고 하는 우리춤을 추는 사람 중에 이 의미를 아는 사람도 있지만, 알지 못하는 사람도 있을 것이다. 단지 그렇게 알고 익숙해져 있기에 우리춤을 태극이라고 이야기하는 경우가 더 많을지도 모른다.

태극은 형이상학적 개념이라 정의하기 힘들지만, 우주 만물을 생성하고 발전시킬 수 있다. 그래서 혹자는 단전에 태극을 품고 춤을 추라고 하는 이도 있다. 그 의미는 우주 만물의 기운을 단전에 품고 춤을 추라는 의미가 아닐까 생각한다. 그렇기에 나는 태극기를 유심히 바라보며 태극이 춤 속에서 어떤 의미를 갖는지 이유를 찾기 위해 깊이 생각하게 되었다.

태극은 원에서 붉은색의 양의 기운과 파란색의 음의 기운이 정확히 이등분되어 있다. 그렇지만 이 이등분은 직선의 형태가 아닌 S자 형태의 곡선으로 이루어져 있다. 춤의 움직임도 직선이 아닌 태극의 이등분 곡선처럼 이루어지며 끊어지지 않고 연결된다. 이러한 연속적인 움직임이 연결되어 역동적 움직임으로 표현되며 기운을 북돋아 준다. 그래서인지 춤추기 전보다 춤을 추고

난 뒤 얼굴빛에 화색을 띠며 기운이 난다고 하는 경우도 이러한 이유일 것이다.

몸에 질병이 있을 때는 병원에 가서 진료를 받고 치료를 해야 한다. 하지만 질병이 있는 상태는 아니지만 기운이 없다는 이야기도 많이 한다. 또, 기(氣)가 빠졌다는 이야기를 들어본 적도 있을 것이다. 하지만 기라는 것은 눈으로 볼 수도 없고 해부학적으로도 잘 설명되지 못해 막연하게 생각할 수 있다. 기운이라는 것은 어느 한 곳이 강하게 나타나면 그곳이 문제가 될 뿐만 아니라 그와 대응하는 곳 역시 문제가 발생한다. 그러므로 중요한 것은 '음양의 조화'이다. 이러한 면에서 음양의 조화와 균형을 이루고 있는 우리춤이야말로 몸을 더 건강하게 만들어 준다는 사실을 염두에 두어야 한다.

# 춤이 뇌 기능에
# 긍정적인 영향을 미친다

춤은 신체적 건강 외에도 정신적, 정서적 건강에도 많은 이점을 준다. 우리 몸이 건강하다고 하는 것은 비단 신체적 건강만을 의미하지 않는다. 신체가 건강해도 다른 곳이 건강하지 못하면 건강하다고 할 수 없다는 이야기다. 음악을 들으며 자신의 감정을 몸으로 표현하는 춤은 신체적 건강뿐 아니라 뇌에 긍정적인 영향을 미친다.

나는 학위과정 중에 '풍물춤이 신체기능과 인지기능에 미치는 영향'에 대해 실험연구를 했으며, 학위논문에서는 '한국민속춤이 여성 노인의 신체, 인지 및 면역기능에 미치는 영향'도 연구한 바 있다. 이 두 실험연구를 통해 한국민속춤이 신체기능뿐 아니라 인지기능 및 면역기능에 긍정적인 연구결과를 확인할 수 있었다.

춤은 강도가 높지 않은 중강도 운동으로 신체활동에 무리를 주지 않으며 참여할 수 있는 운동이다. 특히, 유산소 복합운동 인 만큼 뇌세포에도 긍정적인 영향을 준다. 뇌 혈류 속도를 증가시킴으로써 뇌세포에 많은 영양과 다량의 산소 공급은 뇌를 활성화시킬 뿐 아니라 뇌신경유래인자(BDNF) 혈청 수준을 향상시 킨다. 이러한 과정에서 근육은 에너지대사에 관여하는 호르몬인 이리신을 만들어 온몸으로 신호를 전달한다. 근육 세포에서 분해된 단백질인 이리신이 뇌로 전달되어 BDNF을 발현시킨다.

BDNF의 효과는 운동신경과 시냅스 형성에 있어 신체활동의 에너지 자립형 효과를 통해 중요한 역할을 하는 것으로 해마에 서 발현되어 기억력이 노화되는 것을 늦출 수 있게 해 준다. 지속된 운동을 통한 장기기억 상승작용은 학습과 기억을 관장하여 뇌 해마 부위 증식으로 인산화 활성이 조절된다. 또, 언어의 유창성 및 정보처리 속도와 집중력을 증가시킬 수 있다.

춤은 장단에 맞추어 춤추는 이의 감정을 음악에 따라 표현될 뿐만 아니라 그 장단과 함께 춤을 추는 동안 끊임없이 호흡을 한다. 이 호흡체계에 의해 동작이 만들어지고 표현된다. 춤 속에 서 일어나는 호흡은 의식적인 호흡으로 단전까지 들이쉬고 내쉬 며 깊은 호흡체계가 만들어지게 된다.

우리는 살아 있는 동안 계속 호흡한다. 이러한 호흡은 의식적이면서 동시에 무의식으로 통제되기에 멈춤이 없이 지속된다. 무의식 호흡체계는 숨을 참는 일시적인 의식적 제어상태거나 신체적 이상으로 호흡이 곤란한 사람이 아니라면 말이다. 무의식 호흡체계가 끊임없이 이어지듯 춤추는 동안의 의식적인 호흡도 끊임없이 이어져야 한다. 그러나 춤을 추는 동안 이뤄지는 의식적인 호흡은 장단에 따라 춤동작을 표현하기 위해 호흡의 깊이를 조절할 수 있다. 깊이가 깊어질수록 산소의 부피와 압력을 증가시키고 이산화탄소 배출을 높일 수 있다. 이러한 호흡은 부교감신경계를 활성화시켜 몸을 이완시키기에 마음의 평온을 얻을 수 있다.

부교감신경 활성화는 에너지의 유지와 영양분 저장고의 보충을 담당하기에 인체를 휴식시킬 수 있고 소화를 돕게 된다. 부교감신경은 휴식과 안정을 취할 수 있는 정신건강 회복제 역할이다. 스트레스와 불안을 감소시켜 수면에도 도움이 된다. 수면은 뇌척수액 세포 사이 노폐물을 배출해 준다. 그래서 부교감신경이 활성화되면 음식을 잘 먹고 잘 배출할 수 있게 된다. 또한 잘 잘 수 있게 한다. 이러한 것은 과거부터 전해온 건강 생활의 가장 기초가 된다.

인체는 활동하는 동안 뇌에 베타아밀로이드(β-amyloid)가 쌓이게 된다. 그러나 수면을 통해 몸 밖으로 배출하게 되는데 수면의 질이 떨어져 배출되지 못하고 쌓이게 될 경우 뇌에 축적되어 신경세포를 파괴한다. 그렇다, 수면은 단순히 잠을 자는 게 아니라 깊은 수면(deep sleep)을 유도하는 것이 매우 중요하다.

잠을 잘 잔다는 것은 뇌가 휴식을 취하고 신체에 이로운 다양한 호르몬을 분비하게 된다. 우리는 잠을 자는 동안 정신적 갈등이 해소되며 뇌혈류가 증가하고 신경발달이 촉진된다. 또, 신체적 에너지 보충시간으로 근육의 이완이 이뤄지고 면역증강을 돕는 호르몬이 분비되어 면역력을 높여 준다.

호르몬은 내분비선에서 흐르는 물질로 여러 중요한 기능을 한다. 호르몬은 성장, 단백질 합성, 물질의 대사의 생성 및 면역기능 등 많은 활동을 조절한다. 이렇게 인체에 이로운 호르몬의 분비를 돕기 위해 음악을 들으며 안정된 호흡이 뒷받침 되는 춤을 추는 것도 좋다.

음악을 들으며 근육을 통한 반복적인 움직임이 인지기능에 긍정적 영향을 준다. 연령이 증가할수록 뇌 기능의 감퇴는 인지기능의 낮은 수행으로 작업능력을 떨어지게 한다. 그러면 일상을 기억하는 일이나 관리 기능이 감퇴하는 현상을 보인다.

우리춤은 단지 음악과 함께하기에 즐거움만이 있는 것이 아니다. 음악에 맞춰 호흡과 함께 추는 중강도 복합운동으로 뇌에 긍정적인 영향을 준다. 또, 정서적 스트레스를 해소할 수 있고 호르몬에도 긍정적인 반응이 나타난다. 이러한 호르몬은 신체 대사기능과 함께 뇌 기능에도 긍정적인 영향을 미친다. 그렇기에 우리춤을 함께 하는 것이 신체 건강은 물론 인지기능 향상에 도움이 된다는 사실을 간과하지 말아야 한다.

# 춤이 마음의 그릇을 키운다

사람은 사회 속에서 존재한다. 사람 사이에서 상처도 받고 위안
도 얻게 된다. 그러한 과정에서 동일한 조건, 동일 상황이라도 사
람마다 느끼는 정도의 차이는 다르다. 그리고 어떠한 환경이든 어
렵고 부담스럽다고 해서 마냥 피할 수 있는 것은 아니다. 세상은
혼자 살아갈 수 없기 때문에 겪으면서 이겨내는 부분도 반드시 필
요하다. 그러려면 마음의 근육을 키워야 한다.

춤은 한 공간에서 개인적으로 각자의 춤을 추기도 하지만 한 작
품을 여럿이 추는 군무도 있다. 서로 부딪히는 부분과 타인을 의
식하는 부분이 자주 발생하며 작은 상처를 받기도 하고 위안을 얻
기도 한다. 상처를 받는 사람들은 대부분 마음의 근육이 약하여
누군가의 작은 소리에도 쉽게 상처받고 그 환경에서 빠져나오지
못하게 된다. 하지만 마음의 근육이 강한 사람은 타인의 이야기에
상처받기보다 현실을 직시할 수 있는 능력을 가지고 있다. 그렇다

고 마음의 근육이 강한 사람들도 타인의 말을 배려하지 못한다거나 폄하해서는 안 된다.

회복 탄력성이 강한 사람은 상황을 인지하고 빨리 문제점을 찾을 수 있는 사람이다. 춤을 추며 타인과의 문제가 발생했을 때 타인을 원망하거나 속상해하기보다는 문제해결을 위해 노력한다는 것이다. 그리고 그 문제를 해결하여 더 좋은 관계를 만들 수 있다. "타인을 바꾸려 하지 마라. 내가 바뀌면 그렇게 바라보던 모든 것이 바뀌게 보인다."라는 말이 있다. 이런 말을 기억하며 생활하면 사회 속에서 살아가는 것이 좀 더 편안해지지 않을까 한다.

또, 그러기 위해서는 자신이 더 당당해야 한다. 타인과 한 공간에 춤을 추며 춤에 대한 자신감이 없을 때는 타인이 하는 작은 말에도 상처를 입는다. 그리고 그것을 보상이라도 하듯 다른 말로 상대에게 또 다른 상처를 주는 경우도 있다. 하지만 자신의 것에 신념이 있고 자신이 있으면 그 작은 소리에 속상하거나 상처를 받지 않는다. 오히려 춤이 성장하기 위한 과정의 일부라 생각하고 감사할 줄 안다.

마음의 근육이 강한 사람이나 자존감(self-esteem)이 높은 사람은 스스로 타인에게 도움을 청할 수 있다. 그리고 자신의 부족한 부분에 대해 창피해하거나 부끄러워하지 않는다. 그 계기로 더 성장하는 기회가 될 수 있다. 당당함을 키우려면 자신을 늘 성장시키고 발전해야 한다. 춤에 대한 자신감도 키워나가야 한다. 춤을 추면서 목표를 정하고 그 목표에 달성했을 때 성취 경험이 쌓여 더 큰 기쁨을 누리게 되는 것이다. 이러한 과정을 거치면서 실패의 두려움에서 벗어나게 된다. 성공의 경험으로 실패는 또 다른 실패를 낳는 것이 아니라 '실패는 성공의 어머니'란 말처럼 실패를 통해 가치있는 교훈을 얻게 된다는 말이다.

춤을 추며 안 되던 부분이 될 때 우리는 더없는 기쁨과 쾌감을 느낀다. 그리고 성취감으로 또다시 어려운 동작을 접했을 때 이 부분도 연습하면 될 수 있다는 기대를 하게 된다. 춤을 추는 과정에서 이 부분은 굉장히 중요하다. 새로운 동작이나 작품을 접할 때 긍정적으로 생각하는 사람은 성공의 기회를 경험할 수 있지만, 어렵다고 포기하고 도전하지 않는 사람은 성공의 기회를 경험할 수 없다.

마지막으로 쓸데없는 자존심이나 욕심 등은 내려놓을 줄 알아야 한다. 춤을 추다 보면 같은 작품 속에서 타인과 부딪히는데, 이 과정에서 인정받으려는 욕구가 가장 크게 작용한다. 같이 춤추는 사람들이 잘 춘다고 부추겨 주길 바라고, 타인에게 미움을 사지 않으려는 과정에서 타인의 눈치를 보며, 행동하는 일들은 나에게 더 큰 스트레스로 작용한다. 나를 좋아하는 사람이 있으면 좋아하지 않는 사람도 있다. 이것을 자연스러운 현상으로 받아들이면 된다. 그것은 나의 과제가 아닌 타인에 과제라 그 부분은 내가 할 수 없는 것이다. 내가 할 수 있는 것을 위해 할 수 없는 것을 먼저 내려놓는 마음이 더 평안을 얻게 된다는 것을 잊지 말자.

우리는 춤을 통해 만나는 사람들 사이에서 사회성을 높이고 회복 탄력성을 키우는 데 도움이 된다. 춤을 추는 그 자체를 좋아하기 때문에 도전할 기회도 주어지고 춤추는 과정을 통해 성취감을 얻기도 한다. 또, 그러한 과정에 동반자가 있으니 도움을 청하거나 인정하는 일도 수월할 수 있다. 이러한 과정으로 마음의 근육을 키우게 된다. 비단 마음만이 아닌 몸과 정신에도 긍정적으로 작용하여 더 건강한 몸을 만든다.

# PART 6

춤을 통해 건강을 찾은 사람들

춤을 통해 건강을 회복한 여섯 분과 면담한 체험담을 포함하고 있다. 나는 춤을 추며 건강을 찾아가는 사람들을 보며 큰 힘을 얻는다. 나이가 들면 아픈 것이 당연해지기 시작한다. 어찌 보면 순리에 따르는 일일 수도 있다. 오래 사용했고 남들보다 치열하게 살았기에 그럴 수 있다고 생각하지만 아프지 않거나 덜 아프면 삶의 질이 바뀐다.

# 건강을 회복한 6인의 체험담

김○태(54년생-69)
-------------------------------

처음 무용을 접하게 된 계기는 더 이전이지만, 필자와의 인연은 청담평생학습관 한국 무용 수업에 참여하면서 시작되었다. 2005년 2월부터 2022년 3월까지 수업에 참여하셨으니 꽤 오랜 시간 함께 춤을 추셨다. 청담평생학습관에 반이 개설되고 1년 정도 춤을 추신 후 청담평생학습관과 삼성레포츠센터를 오가며 주 2회 정도 춤을 추셨다. 춤추는 시간이 즐겁고 생활의 활력을 느낀다며 수업에 불참하는 경우가 거의 없으셨다. 그렇게 8년 정도 함께 즐겁게 춤을 추었는데 1년 정도 집안일로 수업에 참여하지 못하여 힘든 시간을 보내셨다.

그리고 다시 뵙게 된 2014년 6월 허리가 너무 아파 움직이기가 힘들고 걷거나 돌아눕는 동작도 불편하다고 하셨는데 눈으로 봐도 신체균형은 심각할 정도로 무너진 상태였다. 신체가 심하게 비뚤어진 전형적인 케이스였다. 그러다 보니 어깨도 비뚤어져 팔을 사용할 때도 좌우가 대칭이 안 되며 걸을 때도 골반이 틀어져 있었다. 이런 모습으로 걷다 보니 허리 통증이 너무 심하고, 다리도 불편하다고 하셨다.

병원 진료를 통해 허리 척추에 측만증과 협착증 진단으로 콘크리트 시술이 필요한데 받고 싶지 않다고 하셨다. 이유를 여쭤봤더니 아무래도 콘크리트 시술은 시멘트처럼 딱딱하게 고정되니 춤을 못 출 것 같다고 하시는 것이었다. "그래도 아프시잖아요?"라는 질문에 아프지 않은 것도 중요하지만 즐거운 것을 못하는 것이 더 힘들다고 하셨다. 그러면서 특별히 몸 상태가 안 좋거나 집안일이 아니면 주기적인 병원 진료와 한의원에서 치료받으며 수업에 참여하셨다.

이 이야기는 나에게도 공감이 되었다. 어려서 무릎 때문에 춤을 추지 못하는 아픔이 무릎 통증보다 더 고통스러웠기 때문이다. 그래서 바른 자세로 근육을 만들 수 있도록 수업 시간에 호흡에 중점을 두며 춤을 추는 방법을 집중적으로 지도했다. 치료는 통증의 원인을 제거할 수 있어도 근육을 만들어 주지 않는다. 근육은 스스로 만들어가는 노력이 필요하다.

매시간 비뚤어진 자세를 바로잡기 위해 호흡으로 하단전에 복압을 높여 코어 근육을 강화하고 코어 근육이 동작의 시초가 되는 바른걸음과 동작 하나하나가 이루어지도록 했다. 이러한 움직임은 허리 근육을 강화하고 척추를 바로잡는 동작이 된다. 하지만 근육이 무너지고 자세가 바르지 않은 신체에서 이런 움직임으로 신체가 단기간에 변화하지 않는다. 지속적인 노력으로 춤을 추며 조금씩 변화를 보이기 시작했다.

주 2회 청담평생학습관과 삼성레포츠센터 수업 외에도 수업 시간에 배운 호흡법과 바른 걸음걸이로 걷는다고 하셨다. 단전에 집중하여 코어 중심으로 걷기 시작하니 자세가 안정화되고 많이 걸어도 다리가 가벼워지는 것을 느끼셨단다. 이런 걸음을 꾸준히 하니 기립근이 강화되고 허리 통증도 어느 정도 사라졌다고 하셨다.

또, 2019년 4월 말경 스페인 순례자의 길에 다녀오셨는데 9시간의 긴 비행시간과 100km의 순례길을 걷는 것도 허리 통증 없이 무사히 다녀왔다고 하셨다. 그리고 돌아눕는 것이 불편했는데 통증이 사라져 좌우 상관없이 눕는다고 하시며 수업에 더 열정을 가지는 계기가 되었다.

그러던 중 2020년 어느 날부터 아침에 일어날 때 저림 증상이 있어 병원을 방문했더니 검사 결과 척추뼈가 신경을 눌러 그 부분을 제거하는 시술을 해야 한다고 하셨단다. 그러면서 이 정도면 걸을 수 없었을 텐데 걷는 것이 괜찮은지 물으셨단다. 걷기는 괜찮은데 저림 증상이 심하고 무릎이 조금 아프다고 하니 무릎 검사도 같이 진행하게 되었단다.

그래서 신경을 누르며 튀어나온 척추뼈를 제거하고 노화로 인한 무릎 인대와 연골의 부분적인 시술을 받으셨다. 2~3주 정도의 요양이 필요한 기간이 있었는데 이 기간에도 춤을 추지 못하니 우울증이 올 것 같다고 하시면서 수업 시간에 구경이라도 하겠다며 참관수업으로 춤과 함께하셨었다.

춤은 몸 중심 움직임을 통해 자세를 바르게 만들어 주는 데 도움이 된다. 또, 한 공간에서 여러 사람이 함께 어우러져 춤을 추며 사회적 건강이 형성된다. 그뿐만 아니라 우리 음악을 들으며 추는 춤은 정서와 감정을 자극하여 춤추는 이가 신명을 느끼게 함으로 정서를 발달시키고 흥을 돋게 한다. 이렇게 춤은 신체적 건강뿐만 아니라 정신적 건강, 사회적 건강까지 함께한다. 춤은 단 하나의 신체 건강을 위해 힘들어도 하는 운동만이 아닌 즐거움과 건강을 함께 챙길 수 있는 좋은 운동이라 생각된다.

## 김○숙(48년생-74)

삼성레포츠센터 수업에 참여하시며 뵙게 되었다. 처음 수업에 참여한 것이 2012년 6월이니 벌써 꽤 오랜 시간 함께하신다. 코로나19 상황에서 사회적 거리 두기와 조심스러운 마음에 2년 정도 수업에 참여하시지 못하셨다. 그러나 다시 건강을 챙기셔야겠다고 말씀하시며 수업에 참여하고 계신다.

수업에 참여하기 위해 가평에서 삼성레포츠센터까지 이동하는 거리는 보통 정성이 아니면 힘든 길이다. 몇 년 전부터 주중 시간의 대부분을 가평에서 보내시기에 수업이 있는 수요일은 대중교통을 이용해 가평에서 서초동 삼성레포츠센터까지 수업을 위해 오신다.

처음 수업에 참여하셨을 때는 건강이 좋지 않아 2시간 수업 진행에 30분도 채 참여하지 못하셨다. 수업을 받다 힘들면 뒤로 가 앉아 있는 시간이 많았다. 그래도 시간과 몸 상태가 허락하면 수업 시간에 오셔서 조금 참여하고 또 앉아 있기를 반복하셨다. 그래도 좋다고 하시면서 말이다.

어렸을 때 무용을 배우셨지만, 무용 전공이 아닌 교육대학을 선택하면서 춤을 그만두었다고 하셨다. 교직 생활과 가정생활을 하시며 바쁜 일상을 보내다 보니 건강이 많이 나빠져 자리를 보전한 적도 있었단다. 병원 치료를 받으며 조금 좋아졌지만, 척추 협착증과 고관절 정렬이 바르지 못한 상태라 모든 신체가 정상적 활동이 불가능할 때 병원에서 운동을 조금씩 시작하라고 하셨단다.

의사 선생님께서 수영이나 기 수련, 한국 무용 등을 권유했고 그 중 한국 무용을 선택하셨다. 의사 선생님이 한국 무용을 권유하시는 경우는 많지 않은데 이 또한 인연을 만들 수 있는 계기가 되었다.

이렇게 참여한 수업은 호흡을 통해 신체의 정렬을 바르게 한 뒤 코어 중심으로 신체를 사용하며 삼단 디딤의 바른걸음과 함께 춤을 추는 것에 중점을 두었다. 이러한 반복적인 노력으로 조금씩 균형이 잡히고 근육을 키우면서 지금은 수업 시간 동안 불편 없이 수업에 참여하실 수 있게 되었다. 그리고 건강이 나아지면서 서울과 가평의 전원생활을 함께 할 정도의 여유로운 생활도 즐기셨다.

워낙 몸이 안 좋은 상태였기에 단시간에 좋아지진 않았지만, 지금은 까치발과 외발서기도 가능하다고 하시면서 행복해하신다. 예전에는 이 단순한 동작이 전혀 불가능한 상태였기 때문이다. 의사 선생님께서도 환자가 독해서 이렇게 몸을 만들었다고 농담처럼 말씀하셨다고 하신다.

수업에 참여하고 건강이 좋아지니 집에서도 이 수업 갈 시간만 되면 운동하러 안 가냐고 챙기신단다. 가족 중 한 사람의 질병은 온 가족을 걱정과 근심에 빠트린다. 그러나 가족의 건강은 온 가족을 행복으로 만들 수도 있다. 아주 단순한 이치지만 우리는 이 사실을 간과하고 살아간다. 가족 중 아픈 사람이 없을 때는 그러한 깨달음을 알지 못하는 것처럼 말이다. 그래서 건강은 스스로 지키고 챙겨야 한다. 자신이 좋아하고 잘할 수 있는 운동법으로 꾸준한 건강 가꾸기는 늘 필요하다.

수업을 1주일에 한 번 2시간씩 진행하다 보니 그 정도로 무슨 운동이 될까 생각하는 경우도 많다. 하지만 한국민속춤의 기본인 호흡법과 보법은 평소 생활에서도 사용할 수 있기 때문에 그 방법을 늘 생각하면서 생활하라고 말씀드린다. 그래서 수업이 없는 날에는 걸을 때도 호흡과 함께 바른 걸음으로 걷는 방법을 하려고 노력해야 한다.

이 방법은 단순하지만 쉽지 않다. 일반적으로 걸을 때 호흡과 삼단 디딤을 생각하면서 걷는 사람은 많지 않기 때문이다. 우리는 신체를 움직일 때 의식적으로 사용하기보다는 단지 몸에 익숙한 생활을 했기 때문에 수업을 통해 올바른 신체를 만들어가는 작업을 하는 것이다. 이러한 '몸 중심 움직임'이 춤에 있기에 아름다움 춤과 함께 건강을 찾아가고 있다.

## 안○복(50년생-73)

2019년 10월부터 삼성레포츠센터에서 수업에 참여하시며 건강이 좋아졌다고 요즘 너무 행복해하신다. 처음에는 청담평생학습관을 방문하셨다. 집이 그 근처라 집 근처에 무용하는 곳을 찾아 방문하신 거라 말씀하셨다. 처음 오셨을 때 디딤을 보고 춤을 조금 배웠는지 여쭤봤더니 조금 배우긴 했는데 지금은 안 한다고 하셨다.

그 당시 6년 전에 춤을 처음 접하고 3년 정도 추었는데 춤추던 곳이 문을 닫게 되어 3년 정도 쉬었다고 하셨다. 그런데 다리에 통증도 있다고 하셨다. 언제부터 아팠는지 여쭤봤더니 춤추면서도 아팠고 지금도 여전히 아프다고 하셨다. 그래도 춤을 추고 싶다고 하셨다. 그러면서 다른 곳에 또 무용 수업이 있는지 여쭤보셨다. 청담평생학습관은 집 근처지만 수업 진도가 너무 많이 진행되어 혹 초급반이 있는 곳으로 가서 하고 싶다고 하셨다.

그래서 삼성레포츠센터 초급반에서 무용을 시작하시게 되었다. 그렇게 다시 춤을 시작할 때쯤 무릎에 대한 치료도 같이 진행되었다. 병원에서 내려진 진단은 두 다리의 연골이 찢어져 무릎에 통증을 유발하고 있다고 하여 관절경으로 찢어진 연골을 제거하는 시술을 받으셨다. 2019년 한쪽 다리의 시술을 받고 2020년에 반대쪽 다리도 시술받았다.

그런 시술 과정에서도 병원에서 말한 휴식기를 제외하고는 꾸준히 춤을 추셨다. 처음 오셨을 때 이미 춤을 접하신 분이라 수업에 대한 이해도는 초심자에 비해 높으셨다. 그런데 이미 익숙해져 있는 몸의 움직임이 있어 내 수업 시간에 주가 되는 몸 중심 움직임에 대한 설명이 필요하였다. 이 방법을 설명했더니 그러한 방법을 배워본 적이 없다고 하셨다. 춤을 출 때도 운동을 할 때도 말이다.

그래서 다른 여타의 초보자처럼 몸 중심 잡는 호흡법과 몸 중심으로 신체를 움직이는 동작 하나하나를 설명하고 익힐 수 있게 매시간 강조했다. 그렇게 춤을 추며 비뚤어진 자세도 조금씩 교정되는 듯했다. 의식한 호흡에서는 가능했다. 하지만 의식하지 않은 몸에서는 비뚤어진 원래 체형이 나오기도 했다.

특히, 무릎이 아플 때는 몸 중심 사용이 더 필요하다고 강조했다. 무용을 할 때뿐 아니라 일상에서도 이 자세는 중요하며 비뚤어진 자세에 대해서도 바른 자세의 중요성을 매 수업 시간 강조했다.

노력은 헛되지 않았다. 처음에 춤을 출 때도 무릎에 통증을 느끼며 움직임도 불편하셨고 시술 후에도 회복 기간이 필요하여 통증이 쉽게 가시지 않았지만 2021년 10월부터는 통증이 사라졌다고 말씀하셨다. 그리고 그해 12월 병원 정기 검사에서 무릎 관리를 잘하고 왔다는 의사 선생님의 말씀에 더욱더 몸 중심 사용법의 중요성을 인지하는 계기가 되셨다.

우리가 춤을 추며 몸 중심 사용법을 익히고 그 사용법을 일상에 적용하면 몸은 바른 자세를 유지할 수 있다. 이러한 몸 중심 사용법을 위한 자세를 취하면 코어 근육인 횡격막, 복횡근, 다열근, 골반기저근이 강화되어 바른 자세를 유지할 뿐만 아니라 나이가 들어 나타나게 되는 요실금 등도 줄일 수 있다.

몸 중심 사용으로 걷고 춤을 추며 자세도 반듯해지셔서 요즘 주변에서 자세가 좋다는 이야기를 많이 듣는다고 하셨다. 허리에 살도 조금 빠지고 체형에도 변화가 생기셨다. 그래서 살이 빠졌냐고 여쭤봤더니 몸무게는 줄지 않고 오히려 늘었다고 말씀하셨다. 그래서 근육의 무게와 지방의 무게는 다르고 오직 몸무게에만 중점을 두지 말고 체형이 더 중요하다고 말씀드렸다. 그랬더니 웃으시면서 얼마 전 옷을 사러 갔다 바지 사이즈가 없어 한 치수 작은 것을 입어보고 맞으면 주문하려고 했는데 그것이 맞았다고 하셨다. 옷마다 스타일이 달라 사이즈에도 차이가 날 수는 있다. 하지만 체형이 변하고 허리둘레가 줄어든 것은 눈으로도 확인이 되어 같이 춤을 추는 사람들도 건강해 보인다고 하신다.

또, 기존에는 빈뇨가 있어 화장실 가는 횟수가 잦았는데 요즘은 화장실 가는 횟수도 조금 줄었다고 하셨다. 그리고 복부에 힘을 주고 몸 중심으로 걸으니 배와 다리에 근육이 생긴 것을 스스로도 느낀다고 하셨다. 그리고 병원 종합검진에서도 인바디 검사를 통해 근육량 증가를 확인한 적이 있는데 골격근량이 좋다는 이야기를 들으니, 기분이 너무 좋으셨단다.

나이가 들수록 감소하는 근육을 늘리면 삶의 질이 높아진다. 거기에 복부 지방 감소는 더 건강한 삶을 유지하기 위한 요소가 된다. 그뿐만 아니라 자세도 반듯해지니 걸음걸이에 힘이 생기게 되고 자신감도 생긴다.

이러한 시간을 통해 성취감도 함께 느끼면 몸뿐만 아니라 정신건강에도 긍정적 영향을 미친다. 처음에는 통증에 대한 두려움도 있었고 좋아서 시작한 무용이지만 늦은 나이에 시작해서 잘 못할 것 같아 걱정도 하셨다. 하지만 하나씩 동작이 익혀지고 할 수 있다는 자신감이 생기며 더 즐거운 여가를 보내고 계신다. 하고 싶은 것을 하며 건강을 찾아가는 것은 두 마리 토끼를 한 번에 잡을 수 있어 그 성취감은 배가 된다.

유〇영(64년생-59)

2011년 4월부터 청담평생학습관에 처음 등록하면서 수강을 시작했으니 벌써 10년 이상 인연이 이어지고 있다. 주 1회 수업을 받으며 처음에는 운동한다는 느낌으로 수업에 참여하였다. 그러다 어느 정도 흥미를 느끼고 춤에 대한 궁금증과 열정이 생기면서 삼성레포츠센터와 전통공연예술진흥재단을 추가로 다니며 주 2회 정도 춤과 함께하기도 했었다.

그러다 코로나19로 사회적 거리 두기 상황에서 청담평생학습관과 전통공연예술진흥재단 수업이 진행되지 않아 한동안 춤과 함께하지 못했다. 다시 조심스레 일상이 회복되었지만, 이제는 내가 청담평생학습관의 수업을 진행하지 않아 전통공연예술진흥재단 수업이 재개되면서 다시 함께 춤을 추신다.

지금도 초창기 수강했던 모습이 생생하게 기억난다. 그리고 그 기간 같이 수강했던 참여자들도 그 부분에 대해 기억하고 있다.

춤 동작을 할 때 유난히 무릎관절에서 소리가 많이 났다. 쪼그리고 앉는 동작을 할 때면 거의 매번 소리가 났던 것으로 기억이 난다. 그 소리가 너무 커서 음악이 있어도 무용실에 있는 사람들은 다 들을 수 있을 정도였다. 왠지 관절에 무리가 있을 것 같아 아프면 그 동작은 하지 말라고 말씀드렸더니 초등학생 때부터 소리가 났고 큰절을 할 때도 소리가 났다고 했다. 그러면서 병원 진료를 받았을 때 소리만 나는 것은 아무런 문제가 되지 않는다고 들었기에 대수롭지 않게 말씀하셨다.

하지만 왠지 이 소리를 들을 때마다 걱정이 되었다. 일상생활에서는 문제가 되지 않을 수 있지만 춤을 추며 반복된 동작이 행해지면서 그 소리가 빈번해질 때는 왠지 무리가 될 수도 있을 거 같다는 생각이 들었다. 그래서 그 소리의 정체를 찾기 시작했다. 이곳저곳에서 찾은 결과 그 소리가 '탄발음'이라는 것을 알았다. '탄발음'은 관절질환과 관련은 없으나 소리가 너무 잦고 통증이 동반되면 문제가 될 수 있다고 설명되어 있었다.

우리 신체에서 일반적으로 관절이 움직여질 때 소리가 잘 나지 않는다. 관절과 관절 사이에는 연골과 활액주머니 등이 존재하여 관절의 마찰을 최소화하기 때문에 관절을 움직여도 소리가 잘 나지 않는다.

관절에서 소리가 나는 원인을 찾아본 결과 이는 활액주머니가 터지면서 공기가 빠져나와 내는 소리이고 시간이 지나면 어느 정도 복구된다고 한다. 하지만 누구에게나 나지 않는 소리가 번번이 발생할 때는 체형적인 문제이거나 관절의 사용방법이 잘못되어 소리가 나는 것 같았다.

그래서 무릎을 쪼그릴 때 관절을 과도하게 사용하여 무릎을 굽히기 때문에 이 문제가 생기는 것 같아 '몸 중심 움직임'을 통해 춤 동작 방법을 익히도록 매시간 강조했다. 이러한 방법은 몸 사용의 기본원리이고 아름다운 춤으로 표현되지만, 이 방법을 익히고 습득하여 표현하기는 쉽지 않았다. 그래서 팔다리를 움직일 때 코어 근육이 시발점이 되는 몸 중심 움직임으로 근육을 통해 관절이 움직여지며 관절에 최대한 마찰이 생기지 않게 하는 방법을 익히게 했다.

일반적으로 사람들은 근육의 움직임이 아닌 관절에 의해 몸을 사용하는 방법에 익숙하기 때문에 이러한 몸의 사용법은 쉽게 익혀지지 않았다. 호흡을 통해 단전에 복압을 높이고 코어 중심의 근육 움직임을 하면서 40년 넘도록 관절에서 났던 소리가 나지 않자, 스스로도 신기해하셨다.

그러나 의식적인 호흡을 통해 신체를 움직이는 것은 쉽지 않았다. 매시간 이 부분에 집중하고 몸 중심 움직임을 익히고 춤을 추면서 이제는 무릎을 쪼그리는 동작을 하거나 춤을 출 때도 호흡을 의식하지 않을 때를 제외하고는 소리가 나지 않았다. 이러한 움직임을 춤출 때뿐만 아니라 일상생활에도 적용하게 되면 관절도 조금 더 편안하게 오래도록 사용할 수 있다.

'몸 중심 움직임'은 관절에 무리를 주지 않고 근육을 강화해 신체를 더 튼튼하게 만든다. 춤을 출 때 몸 사용법의 기본이 되는 의식적인 호흡은 하단전에 복압을 높이고 코어 근육을 강화하면서 신체의 바른 정렬을 만든다. 이것은 신체를 바르게 만들 뿐만 아니라 몸의 균형을 높이기에 바른 체형의 몸을 만드는 데 도움이 되고 아름다움 춤이 된다. 이렇게 춤을 통해 바른 몸을 만들고 건강을 찾아가는 꾸준한 방법이야말로 건강한 생활을 위해 좋은 운동이 될 수 있다.

## 이○순(53년생-70)

내가 2003년 3월 중앙문화센터에 초급반을 개설할 때 만나 2020년 10월까지 함께했으니 아주 오랜 인연이다. 중앙문화센터가 없어지면서 삼성레포츠센터와 청담평생학습관, 전통공연예술진흥재단을 오가며 수업에 참여했다. 그러한 시간 속에서 즐겁게 춤을 추었는데 춤을 출 수 없는 위기를 맞은 적도 있었다.

2015년 7월 여행 중 넘어지셨는데 그때 이후 어깨가 몹시 아프고 팔을 움직일 때마다 통증이 심해 치료받으러 한의원에 방문하셨다. 한의사 선생님의 권유로 받은 MRI 촬영에서 뜻밖에 회전근개파열 진단을 받았는데 파열 부분이 조금 넓으니 침 치료보다는 정형외과에 가서 상담을 받아보라고 하셨단다. 그래서 병원 방문 결과 수술을 권유하는 곳이 많았는데 수술사례 등의 정보 수집 결과 수술 후 완치 사례도 있지만, 재수술하는 경우가 많아 최대한 수술을 보류하면서 치료를 받기로 하셨다.

그러면서 충격파 치료, 레이저 치료, 주사, 운동요법 등의 병원 치료를 받으며 통증이 심할 때를 제외하고 꾸준히 춤을 추러 나오셨다. 마침 이때 한참 춤을 출 때 올바른 몸 사용법에 관한 수업을 진행하고 있었다. 팔을 사용할 때 호흡을 통해 흉곽이 확장되고 근육의 작용으로 견갑골이 벌어지며 팔이 들리는 몸 중심 움직임을 이용해 대흉근과 소흉근, 전거근 등을 사용한다는 원리로 수업이 진행되었다. 과거에도 춤을 출 때 호흡으로 몸을 쓴다고는 말했지만, 공부하면서 신체의 움직임을 관절이 아닌 근육의 움직임과 코어 근육이 시초가 되어야 한다고 강조하는 시점이었다.

수술이라는 직접적 원인 제거 치료를 선택하지 않았고 보조적 병원 치료와 함께 근육을 강화하면서 운동을 했기에 당연히 치료 기간은 길어질 수밖에 없었다. 몸 중심 움직임으로 어깨 주변 근육을 강화하고 관절이 아닌 근육의 움직임으로 팔을 편안하게 사용하는 방법은 하루아침에 이루어지지 않기 때문이다.

한 1년 이상 통증이 있었지만, 미비하게나마 조금씩 통증이 감소하는 것에 감사하면서 계속 춤을 추셨다. 춤출 때도 최대한 어깨 관절을 사용하지 않고 회전근개에 무리가 되지 않도록 사용하는 방법에 집중하시도록 하였다.

그 후 한참의 시간이 지난 시점부터는 어깨의 통증 없이 팔을 사용하고 춤을 추셨다. 통증이 없으니 다시 검사를 받아보지는 않으셨지만 팔을 사용하는 데 전혀 문제가 없고 춤을 추는 팔에도 문제가 되지 않는다고 하셨다. 또, 통증이 없으니, 질환이 있어도 문제가 되지 않는다고 말씀하셨다. 통증은 질병보다 더 큰 고통을 준다. 일반적으로 질병이 두렵기보다는 통증이 더 두려운 것처럼 아프지 않으면 큰 문제가 되지 않는 것 같다. 그렇다고 해서 병을 방치하거나 간과해도 된다는 이야기는 아니다.

나이가 들고 노화가 되면서 모든 관절과 신체는 조금씩 퇴화가 진행된다. 이러한 부분을 어떻게 극복하고 생활하느냐가 관건인 것 같다. 과거는 수명이 그리 길지 않았다. 그러니 관절과 근육의 사용 기간도 지금보다 짧았다.

지금은 고령사회이고 평균수명이 약 83세에 이른다. 우리 신체를 잘 사용하여 편안하게 사용할 수 있도록 만드는 것이 최선이다. 무조건 질병을 두려워하기보다는 몸을 바르게 사용하여 건강하게 만드는 방법이 필요하다. 춤을 추며 우리 몸의 바른 자세를 알고 일상에 적용하는 방법이야말로 고령화 시대 건강수명을 유지하는 최고의 방법이라 생각한다.

## 정○순(46년생-77)

전통공연예술진흥재단에서 처음 강의하며 만난 인연이다. 2012년 2월부터 내 수업에 참여했으니 함께한 지 꽤 오래되었다. 또, 시간이 허락하면 삼성레포츠센터 수업도 참여하셨다. 코로나19 상황에서 사회적 거리 두기로 전통공연예술진흥재단의 수업이 한동안 진행되지 않았고 2022년 하반기부터 수업이 진행되었지만 2년 넘게 멈춰 있었을 때는 삼성레포츠센터에서 춤을 추며 건강을 챙기셨다.

젊었을 때도 춤을 추며 학원에서 학생들을 지도할 정도로 춤을 좋아하셨지만, 결혼과 가정생활로 나이가 들어 60대에 다시 춤을 추기 시작하셨단다. 처음 뵙기 전에도 춤을 추었는데 그 당시 나이도 60대 후반이라 무릎관절은 조금 아프다고 하셨다. 항상 무릎에 파스를 붙이고 무릎 보호대를 한 채 춤을 추셨단다.

그래도 춤이 좋으니 그 정도는 감내하고 춤을 추신 것 같다.

11년 전 처음 수업에 함께할 때도 무릎 보호대를 착용하고 춤을 추셨던 모습이 기억난다. 일반 보호대보다 조금 강도는 약했지만, 그 무릎 보호대가 좋은 것이라고 같이 춤추는 사람들에게 알려주셨다. 춤추는 사람들 중 연세가 더 많은 사람도 있고 무릎에 통증을 느끼는 사람들이 많아 좋은 정보는 늘 서로 공유한다. 하지만, 지금은 무릎 통증 없이 춤을 추신다.

수업을 통해 우리춤의 기본이 되는 호흡과 함께 몸의 움직임을 강조한다. 처음에는 이런 몸 움직임을 익숙해하는 사람은 많지 않다. 춤추는 사람 대부분 호흡이 중요한 것은 알고 있다. 하지만 이 호흡이 몸 쓰임에 어떻게 작용하는지 알기는 쉽지 않다. 단지 오래 춤을 추며 터득한 호흡법이 춤을 아름답게 만들 수 있고 춤추는 데 필요하다고 생각한다.

그래서 수업 시간을 통해 호흡에 따른 몸 중심 사용법으로 춤을 추는 법과 관절이 아닌 근육의 움직임으로 춤을 추는 방법을 강조한다. 이러한 춤을 통해 관절 통증에서 벗어나 더 즐겁게 춤을 추셨다. 그러면서 점차 무릎에서 파스를 멀리하게 되었다고 하셨다. 지금은 무릎 보호대도 없이 춤을 즐기지만, 무릎에 무리가 되지 않는다고 하신다.

항상 즐겁게 춤을 추게 되니 나이보다 젊어 보이고 활력도 넘치며 춤에 대한 열정도 강하다. 전통공연예술진흥재단의 수업 시간은 다양하다. 내가 진행하는 수업은 목요일 저녁 6시에 태평무 반이 시작되고, 7시 40분에 살풀이반 수업이 진행된다. 집에서 이 시간에 나와 춤추기 좋은 시간은 아니지만 춤에 대한 열정으로 몸 상태에 따라 시간을 선택하며 춤을 추셨다.

한동안 어지러움 증상이 생겨서 이 시간 춤추는 것을 좀 힘들어하신 적도 있다. 그래도 수강하며 본인의 신체 컨디션에 따라 참여하셨다. 춤의 끈을 놓지 않고 계속하셨고 지금은 어지럼증에서도 자유로워지셨다. 열심히 춤을 추고 나면 온몸에 땀이 촉촉하게 적셔지며 몸의 개운함을 느낀다고 하신다. 춤이 건강을 지키는 것 같다고 하면서 건강이 허락하는 한 계속 춤을 출 계획이라고 하셨다.

춤은 호흡을 통한 코어를 강화하고 몸 중심 움직임으로 관절을 보호하고 근육을 강화하여 신체를 건강하게 한다. 또, 춤을 통해 몸에 열이 발생하게 되면 체온은 상승한다. 체온의 1℃ 상승은 면역력을 5배나 높인다는 이야기가 있다. 면역력을 높이는 것은 질병을 예방하기 위해 중요한 요소로 작용한다. 특히 나이가 들수록 체온이 낮아지는데 운동을 통한 체온 상승은 건강에 긍정적 영향을 줄 수 있다. 이렇게 좋은 춤을 통해 건강을 찾아가는 모습을 보며 춤이야말로 고령화 시대 최고의 운동이라 생각된다.

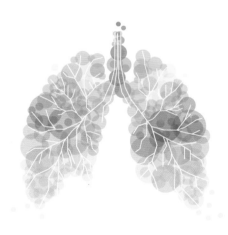

# 춤을 추며 건강해졌다는
# 이야기에 힘을 얻는다

　앞서 소개된 사람들은 춤을 통해 행복한 삶뿐만 아니라 건강 이상의 효과를 보게 된 경우이다. 이외에도 많은 사람이 함께 춤을 추며 건강해지고 행복해하고 있다. 내 수업에 참여했던 사람들은 자세가 개선되고 근육이 생겼다고 이야기하거나, 집중력이 생기고, 우울감이 많이 감소했다고도 한다. 이처럼 무용 강의를 통해 전반적인 건강상태는 물론 삶의 질이 높아진다는 것을 확인할 수 있었다.

　나는 의사가 아니기 때문에 직접적인 치료행위는 불가능하다. 급성기 통증이나 문제의 원인은 병원에서 치료를 받아야 한다고 강조한다. 하지만 치료를 받고 나서도 근육 부족과 올바르지 못한 자세는 또다시 동일한 질환으로 이어지는 경우를 흔히 본다. 그래서 나는 춤을 통해 건강한 삶이 될 수 있도록 바른 자세를 유지하고, 신체를 단련하는 방법과 함께 아름다운 춤을 출 수 있도록 도와주는 역할을 하려 한다.

춤을 처음 접할 때 어렵고 할 수 없다는 생각을 먼저 하는 경우가 많다. 그리고 쉽게 할 수 있는 방법을 선택하려 한다. 또, 기존에 습관화된 몸 움직임에서 벗어나 '몸 중심 움직임'을 사용하기란 쉽지 않다. 하지만 설명과 함께 동작 하나하나의 방법과 몸 중심 사용법을 익히고 꾸준한 연습으로 몸의 변화를 스스로 느끼게 되면 좀 더 적극적으로 수업에 참여하게 된다. 이러한 시간이 겹겹이 쌓이면 신체의 변화뿐 아니라 아름다운 춤을 만들고 그것은 열정을 생겨나게 하는 건강한 자신감이 된다. 즉, 건강한 신체가 아름다움을 만들고 아름다움 속에 자신감이 생기는 것이다.

이러한 춤으로 좀 더 많은 사람이 건강하고 아름다운 신체와 자신감을 얻었으면 한다. 옛 속담에 "돈을 잃는 것은 조금 잃는 것이고, 명예는 잃으면 많이 잃는 것이고, 건강을 잃으면 전부를 잃는다."고 했다. 이렇듯 돈과 명예보다 더 중요한 게 건강이다. 춤을 통해 건강을 찾은 사람들을 보면서 이렇게 좋은 춤을 많은 사람이 함께했으면 하는 바람이 생겼다. 단지 아름답기만 한 춤이 아닌 건강하고 바른 춤을 통해 좋아하는 춤을 함께하며 항상 행복했으면 한다.

## 글을 마무리하며

　나는 이 글을 쓰며 많은 감사와 보람을 느꼈다. 걸림돌이 디딤돌이 되듯이 힘들고 고통스러웠던 시간이 있었기에 춤에 대한 많은 고민을 할 수 있었다. 춤에 대한 남다른 생각도 가질 수 있었던 것은 춤을 열정적으로 배우던 고등학교 2학년 시절 만성골수염으로 인한 큰 수술 때문이었다. 다시는 춤을 출 수 없을지도 모른다는 막막함에서 간절함이 생겼고, 다시 춤을 출 수 있다는 것에 감사를 느끼며 열정을 쏟았다.

　그리하여 나는, 춤을 예술로만 바라보지 않고 춤을 추며 몸에 관심을 가지고 집중하게 되었다. 춤을 추며 깊은 호흡으로 코어에서 시작되는 '몸 중심 움직임'을 중요하게 생각했다. 단전호흡과 코어근육 중심을 의식하는 '몸 중심 움직임'은 춤과 건강을 만들어가는 데 기본이 되기 때문이다. 이러한 '몸 중심 움직임'은 춤을 통해 아름다움과 건강을 함께 만들어가는 나의 작은 혁명이다.

　춤에는 개별성이 존재한다. 춤추는 이의 특성이 춤에도 나타난다. 같은 작품을 같은 순서로 같은 음악에 맞춰 추더라도 춤추는 이에 따라 다르게 표현된다. 춤추는 이의 감정에 따라 표현되는 방법이 다르고 춤을 춘 기간이나 기량이 달라도 표현력에 차이를 낼 수 있다. 또, 춤을 추며 어느 부분에 중점을 두는지에 따라서도 많은 차이가 난다. 이 모든 것에 정답은 없다. 단지 자신에게 맞고 좋은 방법을 선택하는 것이 가장 좋다고 생각한다. 아무리 좋은 것도 내가 싫으면 할 수 없는 것처럼 말이다. 그러므로 자신이 좋아하는 것을 선택해야 오랜 기간 함께할 수 있다.

내가 춤을 추며 예술과 건강을 함께 생각하게 된 동기는 큰 수술을 경험한 과거 때문이다. 한동안 춤을 출 수 없는 환경에 노출되어 있었기에 우울한 날도 많았다. 그 시간을 통해 내면으로부터 다시 춤을 추고 싶다는 충동을 많이 느꼈다. 처음에는 춤추기 위해 여러 방법을 시도해 보았다. 그러한 몸부림 속에서 내 몸의 변화를 느낄 수 있는 '몸 중심 움직임'을 터득하게 되었다. 이 방법을 내게 춤을 배우는 사람들에게 전파했고, 더 심도 있는 공부를 하면서 연구를 통해 좀 더 깊이를 느낄 수 있었다.

'몸 중심 움직임'은 호흡과 함께 단전에 의식을 집중하는 데 있다. 이러한 움직임은 코어 근육이 시발점이 된다. 그런 움직임을 통해 춤을 추고 신체를 움직이며 통증에서 벗어나 좀 더 안정적인 방법을 찾게 되었다. 만약 아프지 않았다면 단지 고통 없는 즐거운 춤 생활만을 즐겼겠지만, 결코 이런 깨달음을 얻지는 못했을 것이다.

현재는, 몸 중심 움직임의 원리와 아름다움 춤의 세계를 이해하고, 많은 사람과 함께 춤을 출 수 있는 것에 감사하다. 이러한 움직임을 통해 통증에서 벗어날 수 있었고, 그것을 춤을 배우는 사람들에게 전파할 수 있어 더 행복하다. 이 모든 것은 아픔보다 춤을 더 좋아하여 포기하지 않는 열정이 있었기에 가능했다. 그리고 또한 이런 춤이 건강을 만들고 아름다움을 만들 수 있다는 것에 더 큰 열정을 가지고 계속 이어갈 것이다.

부족한 이 글을 끝까지 읽어준 독자 여러분께도 감사의 말의 전하며…. 건강한 춤이 건강과 아름다움을 만들듯이, 이 글을 읽는 독자들 모두 건강해졌으면 하는 바람이다. 아름답고 건강한 인생을 오래오래 즐기기를 바라며 우리춤을 통해 삶의 깊은 가치를 발견해 나가길 진심으로 기원한다.

# 참고문헌

- 강진원(2003), 『알기 쉬운 역의 원리 1』, 정신세계사.
- 기시미 이치로, 고가 후미다케 지음; 전경아 옮김(2015), 『미움받을 용기: 자유롭고 행복한 삶을 위한 아들러의 가르침 1』, 인플루엔셜.
- 기시미 이치로, 고가 후미다케 지음; 전경아 옮김(2016), 『사랑과 진정한 자립에 대한 아들러의 가르침 2』, 인플루엔셜.
- 김상국(2018), 『디지털시대 Wellness 상, 하』, 에스프레소북.
- 김석진(1999), 『대산주역강의[3]』(계사전 외), ㈜도서출판 한길사.
- 김청만, 김광섭(2004), 『한국의 장단』, 민속원.
- 노동은(2002), 『한국음악론』, 한국학술정보(주).
- 뉴턴코리아[편]; 강금희 번역(2013), 『중력이란 무엇인가?: 우주를 지배하는 불가사의한 힘』, 뉴턴코리아.
- 대한해부학회(2014), 『(알기쉬운)사람해부학』, 현문사.
- 마쓰무라 다카히로 지음; 장은정 옮김(2020), 『뼈·관절 구조 교과서: 아픈 부위를 해부학적으로 알고 싶을 때 찾아보는 뼈·관절 인체 도감』, 보누스.
- 박미정 외(2014), 『인체 구조와 기능 Ⅰ』, 수문사.
- 박순옥, 김순재(2013), 『웃음의 면역학: 웃음으로 내 몸에 있는 100명의 명의를 깨워라』, 어문학사.
- 백대웅(2006), 『전통음악의 흐름과 역동성』, 보고사.
- 백대웅(2003) 『한국전통음악분석록』, 어울림.
- 서경석, 전용혁(2000), 『인체해부학』, 청구문화사.
- 안상규(2011), 『생로병사의 비밀 단전호흡과 기(氣)순환』, 태웅출판사.
- 양계초, 풍유란 지음; 김홍경 편역(1993), 『음양오행설의 연구』, 서울:신지서원.
- 이승헌(1992), 『단전호흡』, 대원사.
- 임수정(1999), 『한국인의 장단학습을 위한 장구교본』, 민속원.

- 정순조(2014), 『(사람을 읽는)음양오행』, 한올.
- 정진우(2012), 『(그림으로 보는)근골격 해부학』, 대학서림.
- 조안 베르니코스 지음; 윤혜영 옮김(2021), 『움직임에 중력을 더하라』, 한문화.
- 최운식 외(2004), 『한국 민속학 개론』, 민속원.
- Hida Takehiko, Yamada Keiki 지음; 신흥메드싸이언스 편역(2014), 『한눈에 보는 근육해부학』, 신흥메드싸이언스.
- Hinkler Books(AU)(2015), Anatomy of Fitness core, Hinkler Books(AU).
- 김상국, 이지현(2014), 「풍물춤이 노인의 신체기능과 인지기능에 미치는 영향」, 한국체육학회지, 54(4), 455–465.
- 이지현(2016), 「한국민속춤 활동이 여성노인들의 신체, 인지 및 면역기능에 미치는 영향」, 세종대학교 대학원 박사학위 논문.
- EBS 귀하신 몸(2023), "3부 당신은 지금 걸으면 안 된다", 2023.5.27 방송.
- 위키백과, 우리 모두의 백과사전 (wikipedia.org).
- 통계청, 생명표, 국가승인통계.
- 우준태(2014), "한 발로 20초 이상 못 서 있으면 뇌졸중ㆍ치매 적신호", 헬스조선, 2014.12.22. 입력, https://health.chosun.com/site/data/html_dir/2014/12/22/2014122202575.html.
- 이해나, 정소원(2023), "근육에 '이것' 쌓이면… 10년 이내 사망 위험 15% 급증", 헬스조선, 2023.5.19. 입력, https:// health.chosun.com/site/data/html_dir/2023/05/19/2023051901440.html.

# 춤, 건강을 지키는 예술이다

**초판 1쇄** 2023년 12월 29일

**지은이** 이지현
**발행인** 김재홍
**교정/교열** 김혜린
**디자인** 박효은
**일러스트** ARTRA
**마케팅** 이연실

**발행처** 도서출판지식공감
**등록번호** 제2019-000164호
**주소** 서울특별시 영등포구 경인로82길 3-4 센터플러스 1117호{문래동1가}
**전화** 02-3141-2700
**팩스** 02-322-3089
**홈페이지** www.bookdaum.com
**이메일** jisikwon@naver.com

**가격** 20,000원
**ISBN** 979-11-5622-844-8   03510